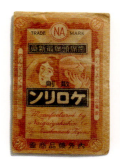

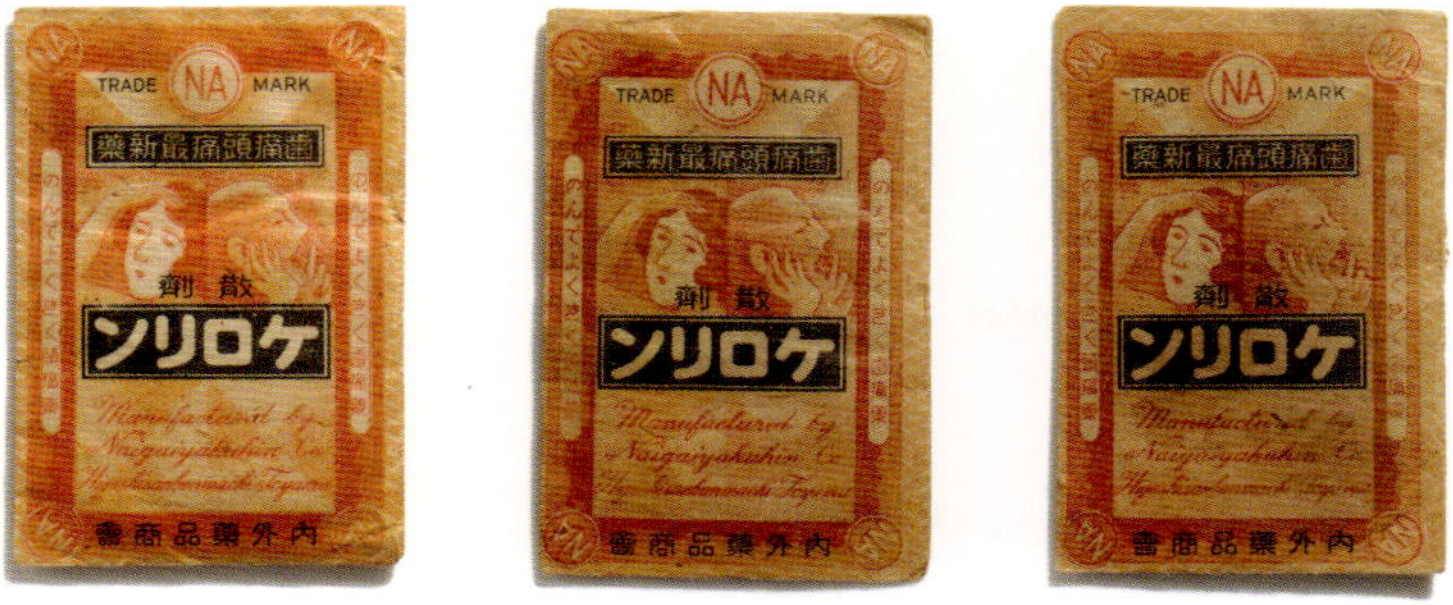

ケロリン百年物語

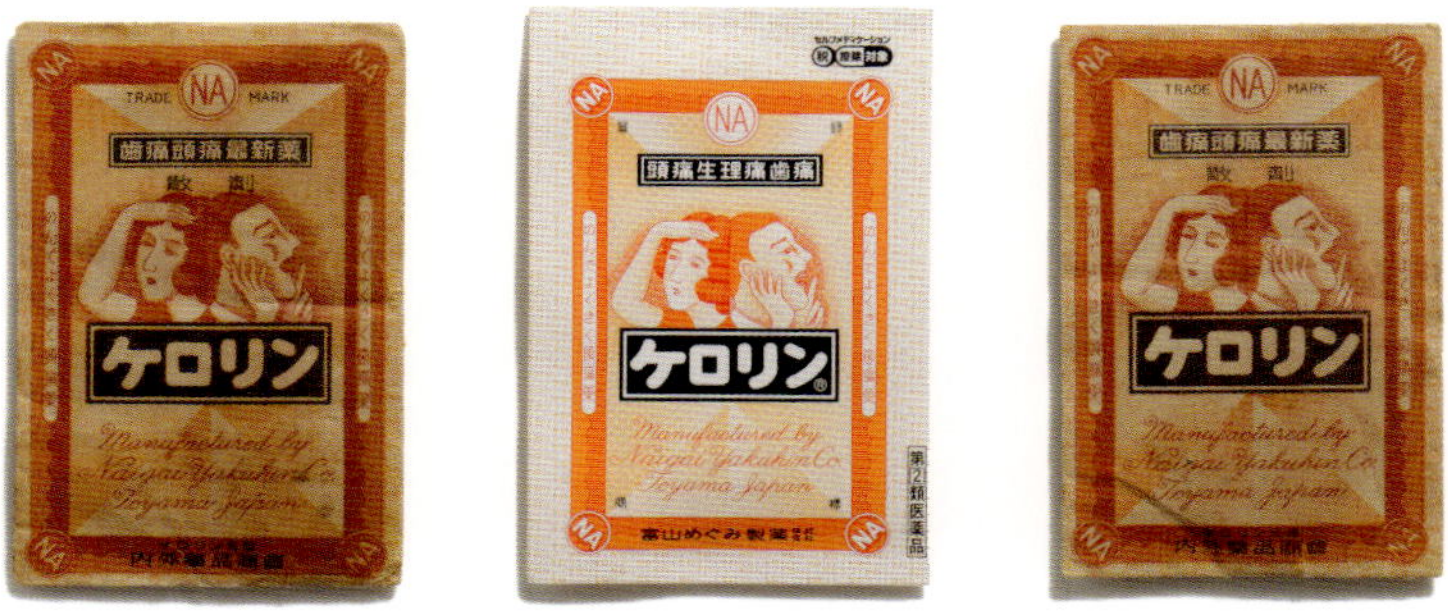

監修・笹山敬輔

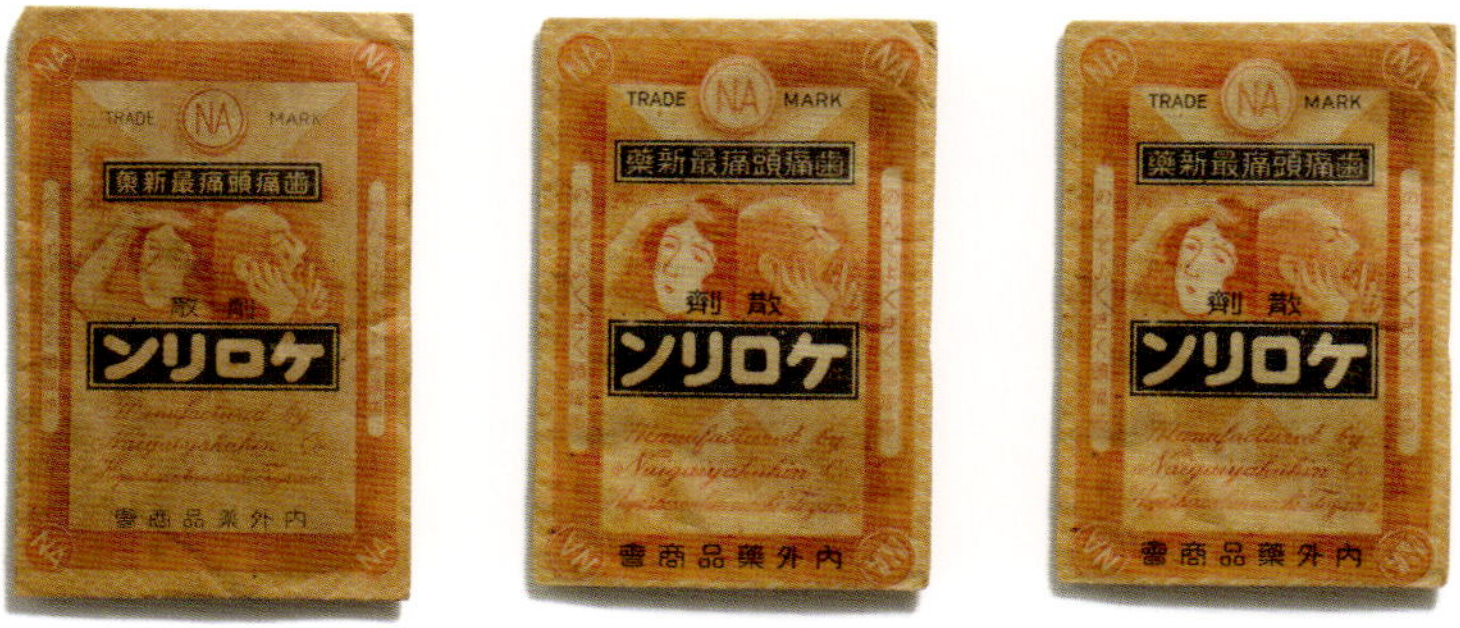

撮影／釜谷洋史

まえがき

日本文化における「ケロリンの百年」の意味

ケロリンは令和七（二〇二五）年に百周年を迎えます。大正十四（一九二五）年、内外薬品の初代笹山林蔵が、フランスから輸入したアスピリンに桂皮を配合し、解熱鎮痛薬「ケロリン」を発売しました。日本には明治から大正にかけて発売された家庭薬のロングセラーが数多くありますが、ケロリンが特異なのは、広告媒体としてはじまった「ケロリン桶」も有名になったことでしょう。

多くの商品は流行とともに消えていきますが、時代を超えて生きのびると、ひとつの文化になる可能性があります。ケロリンは二十一世紀に入ってから、昭和文化史の文脈でメディアに取り上げてもらえるようになりました。大正モダニズムの意匠を今に伝えるパッケージ、サトウハチロー・服部良一・楠トシエという豪華トリオのＣＭソング、昭和の銭湯文化の象徴になったケロリン桶。日本人が郷愁とともに思い描く風景にケロリンは相応しいのかもしれません。

このたび、ケロリン百周年を迎えるにあたり、文化史のなかの「ケロリン」に着目した本書を企画しました。一般的に企業の社史といえば、自社のＰＲを目的とした無味乾燥なものになりがちですが、本書は音楽史・映画史・広告史・庶民文化史などからのアプローチを目指しました。テーマごとに各分野の第一人者の方に執筆いただいたおかげで、多様な視点からケロリンを深く掘り下げることができ、読物として楽しいものになったと思います。

また、私は仕事をしながら芸能史の研究をしており、これまでにドリフターズや伊東四朗さんの本を出版してきました。せっかくの機会なので、ケロリンを口実にして、ぜひともお話を伺いたかった萩本欽一さん、堺正章さんにインタビューをお願いしました。お二人のインタビューは、ケロリンについてだけでなく、昭和の芸能史についての貴重な証言になったと思います。

人にもモノにも歴史があり、過去の蓄積を経て今があります。歴史を振り返ることは、自分たちが拠って立つ足場を見つめ直す作業になるでしょう。その点では、私にとって芸能もケロリンも同じです。今回、ケロリンの歴史を綴った「ケロリン百年物語」は、平成十三年に刊行した内外薬品商会百周年記念誌『メデシン・ロード——薬の道』をあらためて検証し、大幅に加筆して再構成しました。そこには、どのような時代背景のなかでケロリンが生まれ、広がり、生き抜いてきたかが記されています。

ケロリンが次の百年を迎えられるかどうかは、私たちがケロリンの魅力的な価値を提供できるかにかかっているでしょう。願わくば、百年後もケロリンが人々に愛されていてほしい。そうなるように私たちは一歩ずつ邁進してまいります。

内外薬品株式会社　代表取締役社長
富山めぐみ製薬株式会社　経営戦略室長

笹山敬輔

ケロリン百年物語　目次

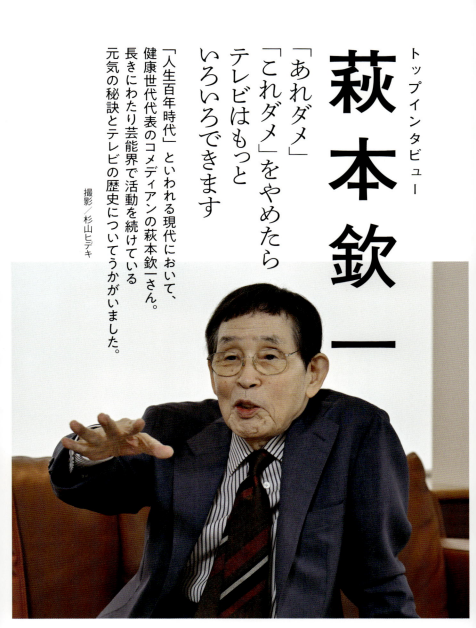

トップインタビュー

萩本欽一

「あれダメ」「これダメ」をやめたらテレビはもっといろいろできます

「人生百年時代」といわれる現代において、健康世代代表のコメディアンの萩本欽一さん。長きにわたり芸能界で活動を続けている元気の秘訣とテレビの歴史についてうかがいました。

撮影／杉山ヒデキ

内外薬品の社史には、一九六九年に発売した「ケロリンカプセル」のテレビコマーシャルにコント55号を起用したと書かれている。さらにお披露目のパーティを帝国ホテルで開いてコント55号も出演し、当日は富山から鱒の寿司を空輸させる演出があったという。だが、社内のどこを探しても資料が残っていない。はたして本当にそんなことがあったのだろうか。思いきって欽ちゃんに直撃してみた。

帝国ホテルで何かやった記憶はあるの。帝国ホテルは三回くらいしか行ったことがないんだけど、タレントとして帝国ホテルに呼ばれるのはうれしくてね。コマーシャルで来たという記憶は薄いんだけど、もしかしたらそれがケロリンだったのかな。

子どものころは風邪をひいたらケロリンだったね。母親が「ケロリン飲んでりゃいいんだよ」って、これしか出てこないもん。

幻のテレビコマーシャルの真相は藪の中だが、なんと萩本少年もケロリンをのんでいた！　萩本家にも富山の薬箱が置いてあり、薬売りが来ていたそうだ。

小学二年生のとき、富山の薬売りの人がこんな話をしてくれたことがあるの。「まだ富山から冬に雪山を踏み越えて江戸に来ていた時代に、ある薬売りが雪を見てこう言ったんだ。〝こんなに雪が降らなきゃ、薬が売れるのになあ〟。もうひとりの薬売りは〝もっと雪が降ったら、薬が売れるのになあ〟。おまえはどっちが好きだい？」。僕が「〝雪が降らなきゃいい〟って言った方」と答えたら、僕の顔見て「おまえが出世することはない」だって。大人になってその意味が分かったね。

YouTubeは誰でもできる テレビは誰でもできない

「人生百年時代」といわれる現代において、ずっと挑戦を続けている欽ちゃんは理想だろう。

ケロリンが次の百年を目指すためにも、欽ちゃんの生き方から学びたい。約二時間に及んだインタビューは、まさに「欽言」の連続だった。欽ちゃんは二〇二一年からYouTubeチャンネル「欽ちゃん80歳の挑戦！」の配信に取り組んでいる。一九八〇年代に「視聴率一〇〇%男」の異名をとった欽ちゃんは今、新興メディアに何を思うのか。

映画が栄えて、次にテレビが栄えて、そのあとにYouTubeがきた。だから、これがいずれ天下を取る。そのときテレビは何に負けるんだろう、それは知っておいた方がいいなと思ったのね。やるなら本格的に付きあおうって始めて、やればやるほど分かってきた。テレビは大丈夫だ。テレビは負けない。

今のテレビをつくったのは萩本欽一である。欽ちゃんは、映画や舞台のマネではない、テレビにしかできない表現を発見した。いわゆる「テレビ芸」である。その欽ちゃんが語る言葉は力強い。

どこが負けないかっていうと、YouTubeは誰でもできる。テレビは誰でもできない。やっぱり、テレビは誰かしかできないのね。

最近のテレビがダメになってきてるのは、みんな大学出た勉強できる人がつくってるから。生活が豊かになって、なかなか運を使わなくなった。僕は浅草に行って、勉強したんじゃなくて修業をしたんです。この修業がテレビ芸にとって大切な

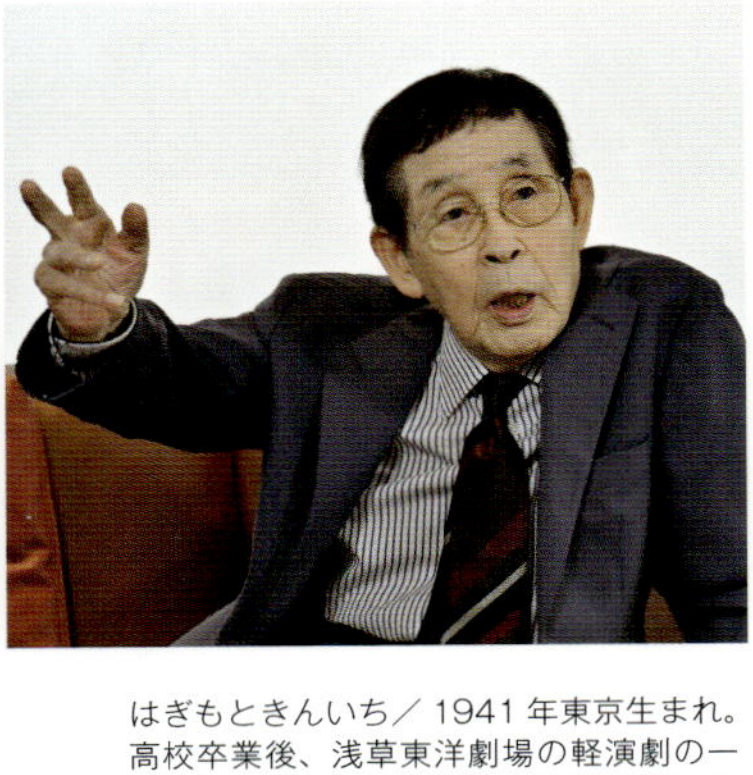

はぎもときんいち／1941年東京生まれ。高校卒業後、浅草東洋劇場の軽演劇の一座に加わる。66年、坂上二郎と「コント55号」を結成。80年代には『欽ドン』『欽どこ』などの人気番組を手がけた。2015年、駒澤大学仏教学部に入学し、19年5月に自主退学。現在、YouTubeで「欽ちゃん80歳の挑戦！」を配信中。

の。修業は「教わる」じゃなくて、「気づく」。この修業がテレビからどんどんなくなってきたのね。

欽ちゃんが浅草・東洋劇場の研究生になったのは十八歳のときだ。父の事業が失敗し、借金の取り立てに苦しむ母の姿を見て、お金持ちになりたいと思った。

浅草のコントには方程式があるんです

浅草に行ったとき、最初に先輩から「おまえ、どっちがいないんだ?」って言われたのね。「どっちってなんですか?」「だから親だよ」「いや、二人ともいますよ」って答えたら、「そういうやつが来るところじゃない

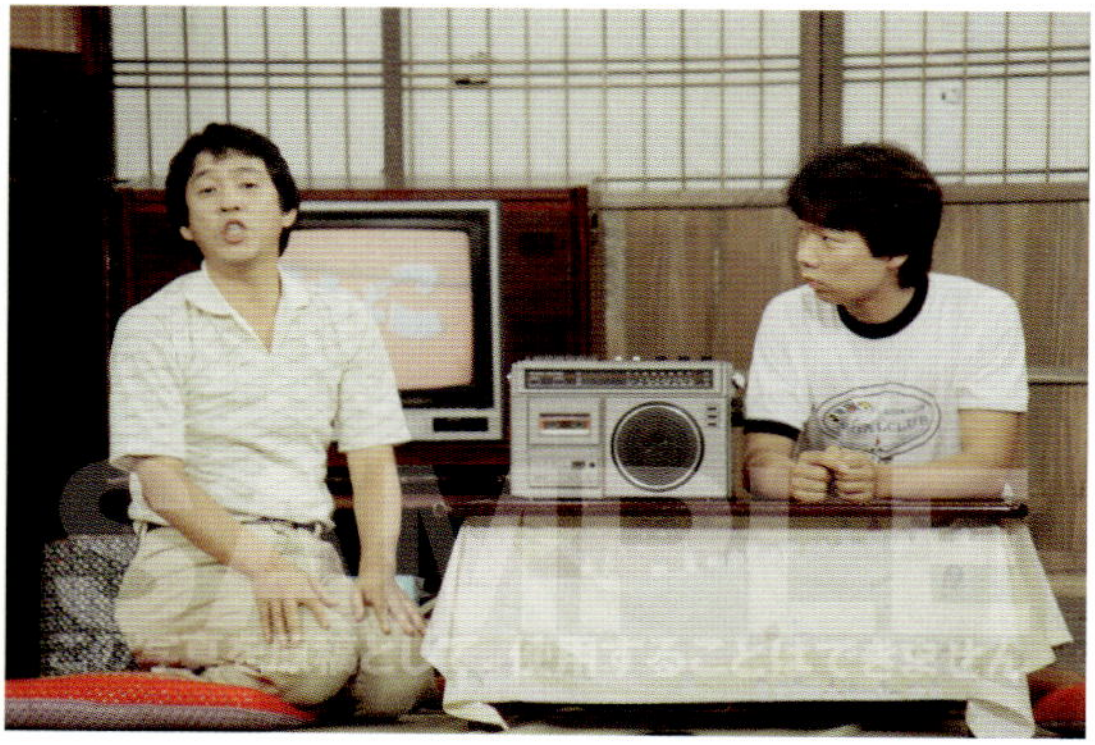

「欽ちゃんのどこまでやるの!?」（写真提供：テレビ朝日）

んだ」って（笑）。すげえ仕事だなと思った。「コメディアンで十八歳は遅すぎ」とも言われたね。「体で覚えるのは二十二歳までだから、一日も無駄にするな」って。だから僕は浅草で四年間、修業したのね。

浅草のコントには方程式があるの。衣装だけ決めて、楽屋で一言も話さずにそのまま出てっちゃう。あれは方程式があるからできる。浅草には三大コントと呼ばれるコントがあって、その三つができれば、あとはそこから枝が分かれてるだけだから。方程式を修業すると、打ち合わせは要らなくなる。だから、（坂上）二郎さんとも打ち合わせをしないし、「今日、何やるの?」「マラソン。コーチと選手」と言ったら、それで終わり。

かつての浅草には、上昇志向あふれる芸人たちが蠢いていた。そのなかに「幻の浅草芸人」と呼ばれる男がいた。のちにビートたけしの師匠にもなる深見千三郎である。伝説のコメディアンと欽ちゃんの知られざる秘話。

僕の師匠である東（八郎）さんは、深見さんの弟子みたいなもんだったの。そのころ深見さんはロック座にいて、年に一回だけ「ハチ、コノヤロー」って弟子のところに来るのね。そのとき、東さんが「この欽坊に〝がんばれよ〟って言って、はめてる時計をあげといた方がいいよ。欽坊があとで有名になったら、悔しくて泣くよ」なんて言ったらさ、深見さんが「こんなもん、なるわけねえだろ！」って（笑）。毎年来るたびに「うるせえな、お前みたいなもんに出すことはない。手出すな！」ってずっと言われてた。で、売れてから顔出したら、深見さんが僕の顔を見て「渡しときゃあよかったねー」って（笑）。ツッコミとして最高だよね。

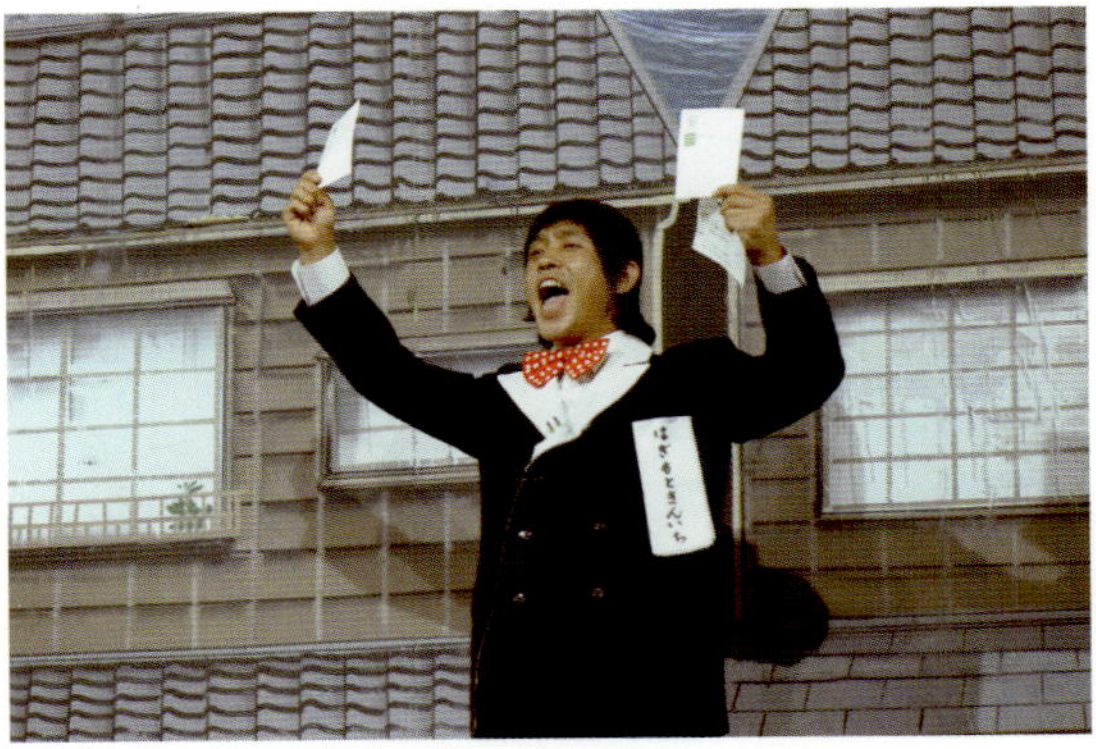

「欽ちゃんのドンとやってみよう！」（写真提供：フジテレビ）

テレビが娯楽の王様だった時代、土曜夜八時には「土八戦争」と呼ばれる熾烈な視聴率争いが繰り広げられていた。大掛かりな舞台で生放送コントを見せるザ・ドリフターズVS素人を起用した「テレビ芸」の欽ちゃん。真逆の路線を歩んでいた両者だが、本当の仲はどうだったのだろ一うか。

「笑いの名人」を探したら素人だったの

僕はもともと加トちゃん（加藤茶）や仲本コウちゃん（仲本工事）とは友達だったから。仲本コウちゃんとは大井競馬場でしょっちゅう会ってた。でも、新聞や雑誌がライバルだって騒ぎ立てるから、「マスコミに失礼だから、当分付きあいなしね」って決めちゃったの。

長さん（いかりや長介）の家に遊びに行ったこともあるよ。長さんが波平さん役をやった『サザエさん』のドラマに、僕がゲストで出たとき、若いのが「椅子をどうぞ」「お茶をどうぞ」って親切にしてくれたの。てっきりテレビ局の人だと思ってたんだけど、あとで聞いたら長さんのお付きの人だった。長さんの出番がない日だったけど、「欽ちゃんのお世話をしろ」って言われてわざわざ来てたんだよ。長さんってそういう人なのね。長さんと二人になると、「ツッコミとツッコミの番組やってみたいね」「どっちもボケをやらないのかあ、恐ろしいこと言うね」なんて話を廊下でしてました。

けんちゃん（志村けん）のことは、ドリフに入る前から知ってたの。番組のディレクターから「大将、志村けんの名前を覚えておいた方がいいよ」と言われたのね。「なんで？」って聞いたら、「彼は毎週のように〝すみません、55号の台本いただけますか〟って来るよ。この男は出てくると思うよ」って。

素人の起用は、欽ちゃんの功罪のひとつとして語られる。だが、それは欽ちゃんがテレビの特性を見抜き、導いた方法論だった。テレビに「芸」はいらない――欽ちゃんがそのことに気づくきっかけとなったのは、一九七二年に起きたあさま山荘事件だった。

その日は朝から稽古してたんだけど、ちょっと影が映っただけで、タレントとスタッフがバーッとテレビの前に走っていったの。みんな仕事をやめて釘付け。僕も「どこに出たの？」って飛んでいったけどね（笑）。それがすごい視聴率を取った。そのとき、「テレビで大事なのは稽古することじゃない。何かが起こるかもしれないってことなんだ」と思ったの。

テレビは深みがないから、「芸」を映さないいんだね。テレビは誰が見てるかわかんない。でも、子どもが見て、お父さんお母さんが見て、おじいちゃんおばあちゃんが見ると視聴率がいい。みんなに通用するものは何かって考えると、「自然」がいいんだよね。「芸」だとなんとなくクサくて窮屈な感じがするから、子どもは見ないんだよ。言ってみりゃあ、名人は自然なんですよ。古今亭志ん生さんを見てると自然だもん。だから、素人を使ったというより、笑いの名人を探して見つけたのが素人だったんです。

――欽ちゃんは番組づくりの当たり前をどんどん変えていった。その発想はつねに人を動かす力になる。欽ちゃんの言葉はテレビだけじゃない、――どんな仕事にも活かせるだろう。

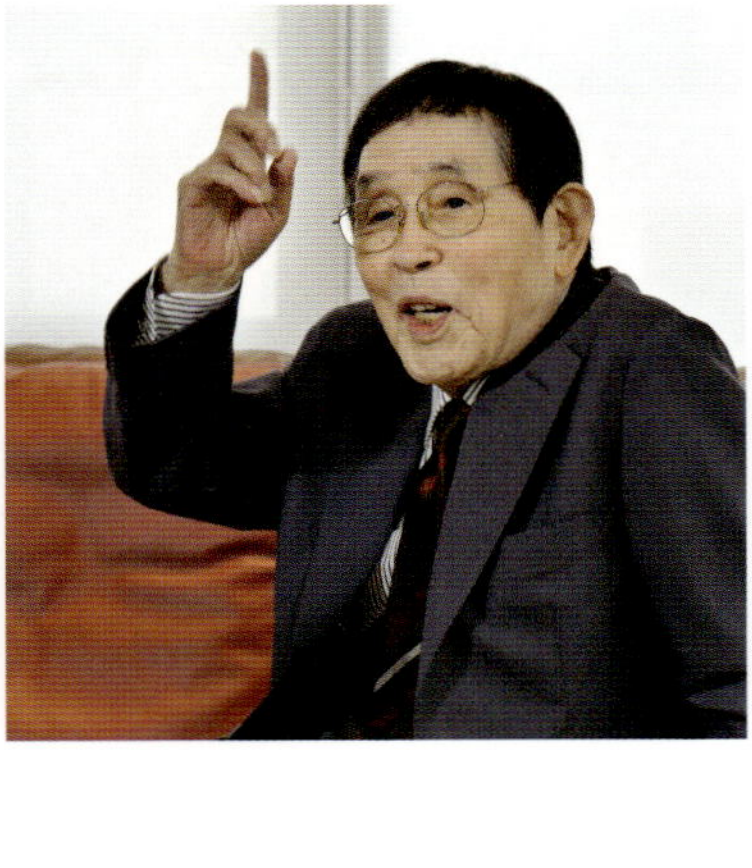

これまでのテレビは、会議をするところから始めてた。だから、僕は「会議やめよう」って言ったの。話し合いゼロ。ディレクターに「俺、これする。以上」と言って投げるの。投げたら、その人にもう全部任せる。だから、『欽ドン』は「ハガキを読む番組」と投げただけで、あとはディレクターが考えたの。

『欽どこ』に子役を入れるときもね、テレビ局の人が「児童劇団に電話してオーディションで決める」って言うから、「それだけはやめて」と言ったの。どうするかを考えるところに運があるから。それで、ＡＤが幼稚園の前に立って子どもをずっと見てたら、警察に二回捕まったんだよ（笑）。でも、そういうことがあると当たるの。成功するときは必ず物語がある。児童劇団から来た子どもをオーディションで決めたってつまんないから、マスコミの人も書かないでしょ。二度捕まって連れてきたっていう、いい物語が足された。だから、中身よりも物語なのね。

まだまだ夢を追いかけていきたい

八十三歳の欽ちゃんはまだまだ現役で、今もテレビの可能性を追求している。欽ちゃんの挑戦は終わらない。

コント55号のときはほとんど寝てなかったから、反省したの。これからのテレビは寝てやろうって。寝ないと態度が悪くなるし、言葉も横着になる。それに寝てないと、二択を失敗するのね。「ＡかＢか」を選ぶとき、寝てないと間違った方を選んじゃう。だから、それ以降は睡眠不足でやった番組はないよ。

テレビが優れてたのは、「ダメ」を言わなかった。「ダメ」な産業はやっぱり「ダメ」が多い。最近はテレビも「ダメ」が多くなってきたけど、「あれダメ」「これダメ」をやめたら、もっといろんなことができるよ。今、考えてるのは「話を見せる」。これまでのテレビは「話を聞く」だったでしょ。「聞く」じゃなくて「見せる」で成り立たないかなと思ってる。

いくつになっても夢を追いかけていきたいね。これからもまだまだ挑戦していくよ。

（インタビュー・文：笹山敬輔）

特別対談

堺正章×笹山敬輔

『時間ですよ』のころ銭湯は、情報交換の場でもありましたね

撮影／杉山ヒデキ

軽妙なトークと演技で時代の先頭集団を走り続ける堺正章さん。演劇研究者で本書の監修者でもある笹山敬輔氏が、懐かしいお話をたっぷりと聞きます。

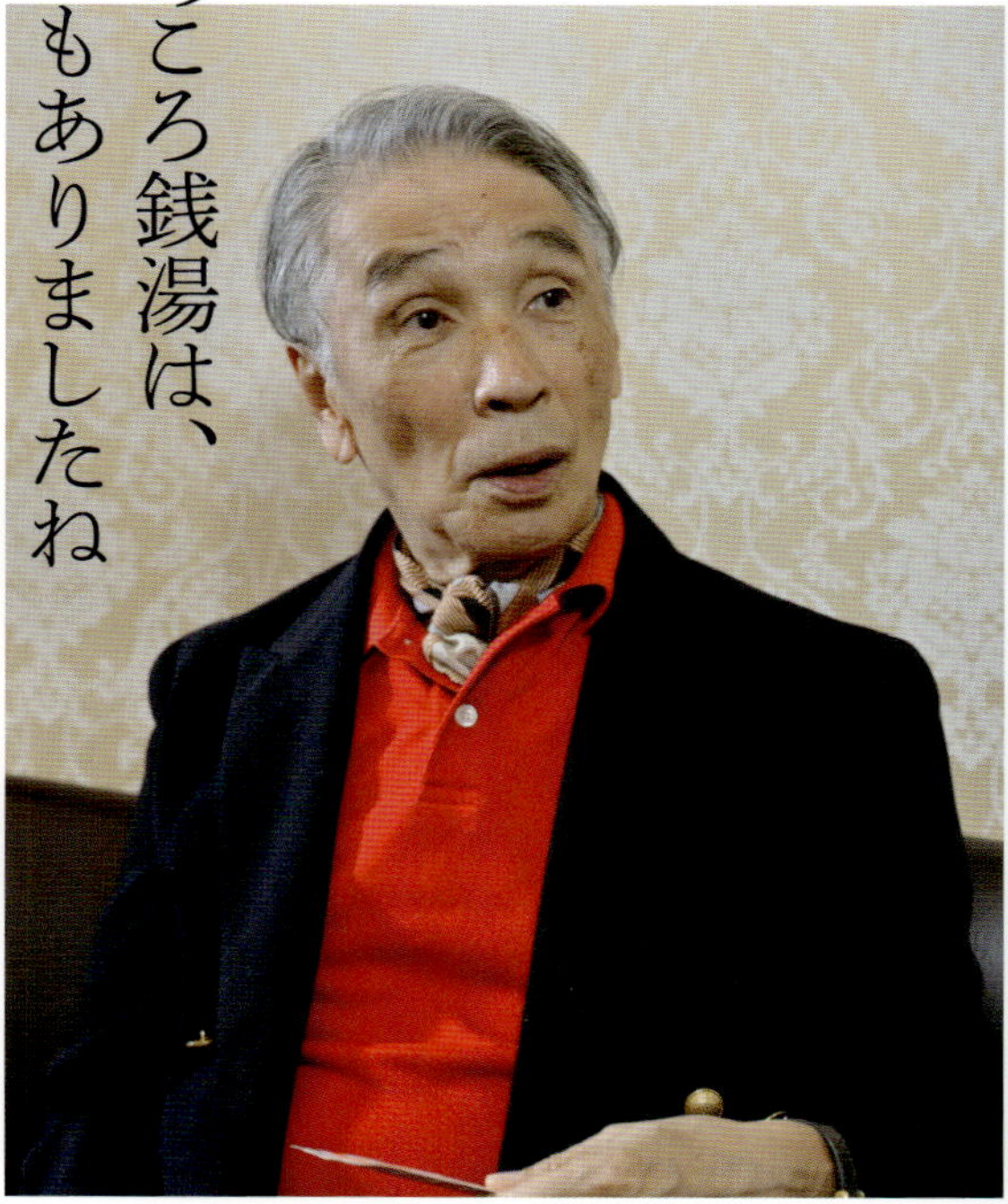

さかいまさあき／1946年東京生まれ。グループサウンズ、ザ・スパイダースのメインボーカルとしてデビュー。解散後は歌手としてソロ活動する傍ら、コメディアン、司会者として多くの番組に出演。俳優としても活躍する。日本を代表するマルチタレント。

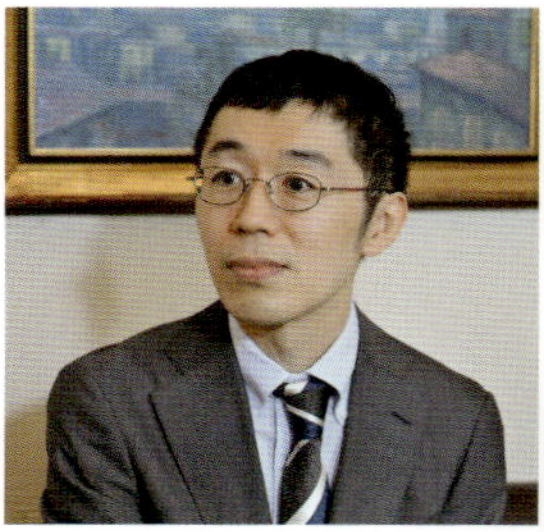

ささやまけいすけ／1979年富山県生まれ。演劇研究者。筑波大学大学院博士課程人文社会科学研究科文芸・言語専攻修了。博士（文学）。著書に『ドリフターズとその時代』（文春新書）、『笑いの正解　東京喜劇と伊東四朗』（文藝春秋）など。

笹山　私が子どものころ、富山で堺さんのディナーショーがありまして、母が行ってたんですよ。

堺　えー！　うれしいですねえ。お母さまはご健在ですか？

笹山　はい。喜んで帰ってきたことを覚えています。

堺　よろしくどうぞ。まだ生きてますって言っておいて。

笹山　はい（笑）。私は昔から笑いや喜劇が大好きで、これまでに『ドリフターズとその時代』や『笑いの正解——東京喜劇と伊東四朗』（文藝春秋）といった本を出してまして。

堺　これは楽しそうな本ですね。もしかしたらそっち崩れ？

笹山　そうです。そっち崩れです（笑）。

堺　演ずる側にいこうかなと思ったことはあるの？

笹山　大学生のときにちょっとだけありましたけど、とても無理なんで研究の道に進みまして、今は大衆芸能の歴史について調べています。

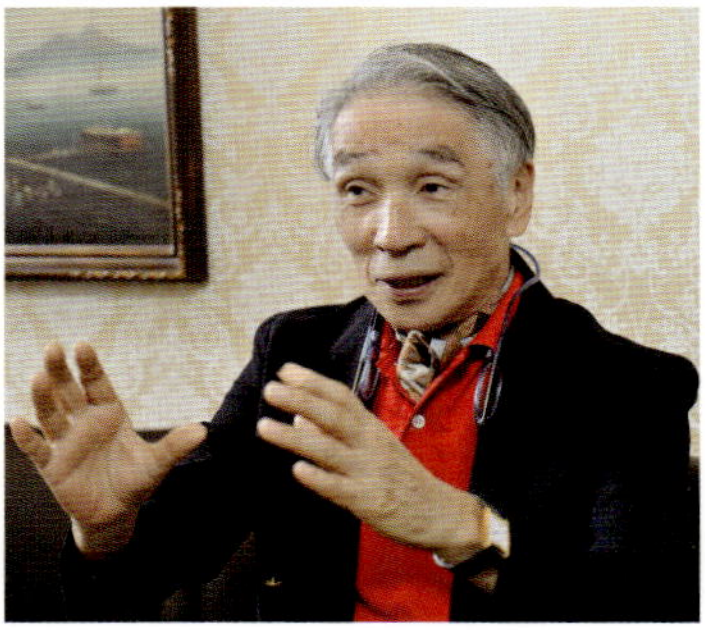

堺　あー、そうですか。昔にさかのぼっていろいろとお調べになって。そういう方がいてくださるのは我々にとって大変うれしいことですよ。とくに東京がね。

笹山　テレビでは関西の笑いが主流になっていますが、東京の喜劇については知れば知るほど魅力を感じます。

銭湯のドラマというのは前代未聞だった

堺　東京の笑いはやっぱり上品なんですよ。関西が脂をたくさん使った豚骨風のラーメンとすれば、東京は鶏がらスープの支那そば。刺激は少ないんですけど、よーく味わうと非常に深みのある笑いが東京のお笑いで。

笹山　堺さんは喜劇公演の座長を何度もなさったり、森繁久彌さんや三木のり平さんと共演されたりと、東京喜劇の歴史においてとても大きな存在だと思います。また、お父さまも喜劇役者の堺駿二さんですから、ずっとお話を伺いたかったんです。今日はちょっと強引なんですが、ケロリン桶つながりで、銭湯を舞台にしたドラマ『時間ですよ』のお話も聞かせてください。

堺　銭湯のドラマなんて前代未聞だったんじゃないでしょうかね。あのころの銭湯は情報交換の場でもあり社交場でもあり。「あそこの旦那が浮気したらしいよ」なんて話をするんですよ。風呂入ってスッと帰るんじゃなくて、「おう、今日も元気か」ってお互いにたしかめあうような、なんとも言えないあったかい場所でね。

笹山　『時間ですよ』はそんな銭湯を舞台にしたホームドラマでありながら、ギャグやコントの場面がたくさん入っている珍しいドラマですね。演出は『寺内貫太郎一家』や『ムー』シリーズも演出した久世光彦さん。

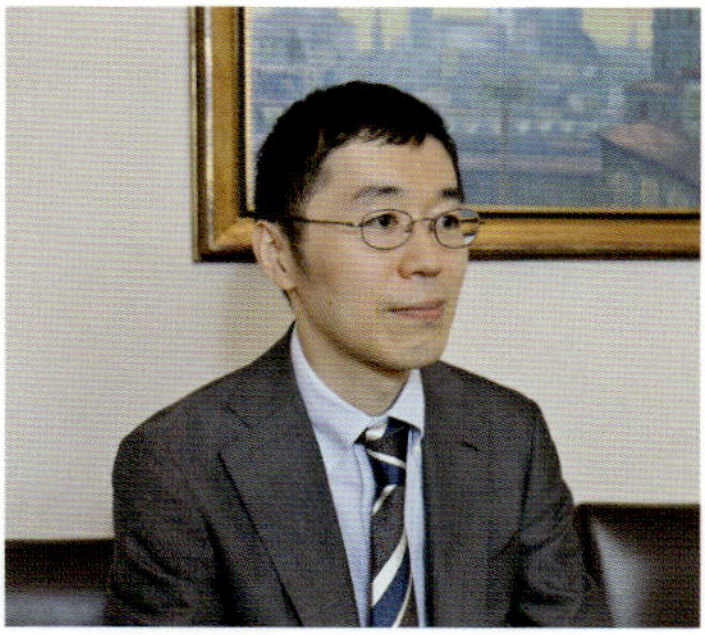

堺　僕がまだスパイダースにいたとき、久世さんからドラマのお話がきましてね。「ドラマに魅力を感じないいんだよね」と言ったら、「おまえに芝居しろとは言わない。コーナーをつくれ」って。ドラマの本筋とは関係ないところで、ゲリラ的に笑いをつくっていく。いわばバラエティドラマですね。そういうのだったら好きですから。ドラマは森光子さんたちがしっかりとお芝居をしますから、それはどうやったって揺るがない。僕と悠木千帆（樹木希林）と浅田美代子の三人が「トリオ・ザ・銭湯」を組んで、笑いをつくっていきました。

笹山　ＤＶＤで拝見しましたが、今見ても面白いですね。堺さんの体を張った笑いがあったり、なぜかウルトラマンがでてきたりして。笑いの場面は台本に書かれていなかったと聞いたんですが、本当ですか？

堺　何も書いてない。二頁くらい真っ白。久世さんから「ここ、宿題な」って言われるんですよ。必死で考えていって、スタッフやキャストの前で寸劇をやって、「面白い」って決まればいいんですけど、ダメだと「つまんない。もう一回考えて」。「そんな軽く言うのやめてよ」って（笑）。それで、また考えるんですけど、そんなことを夜中の二時ぐらいまで。あのころは戦ってましたねえ。あれがよかった。

笹山　樹木希林さんもアイデアを出されるんですか？

堺　あの人は自分では出さないんだけど、飲み込みが早い人。僕が何を言っても、「わかった、じゃあこうするのね」って感じで、演ずることに忠実な方でしたね。

笹山　堺さんも樹木さんも、難しいことをまるでアドリブのように軽々と演じているのがカッコよかったです。

堺　大変でしたけど、張りがあったと言いますかね。『時間ですよ』は僕のなかでキーポイントになってるドラマですよ。僕の役は釜焚きのケンちゃんでしたけど、実は父親も釜焚きやってるの。東京のお風呂屋さんで。

笹山　えっ！　そうなんですか？

堺　売れない役者のころにアルバイトで釜焚きをしてお金を稼いで、また自分の好きな芝居をやるという生活をしてたんです。だから親子二代の釜焚きですよ（笑）。

父・駿二さんとの親子共演の思い出

笹山　そのころはまだケロリン桶ではありませんでしたが、意外なところで縁を感じます（笑）。喜劇役者の堺駿二さんはバイプレイヤーとして、たくさんの映画や舞台に出演されています。小さいころはお父さまの姿をどんな気持ちでご覧になってましたか？

堺　父親は東京の人間でしたからね。みんなが前に出て誰が一番勝つかみたいなのとは違って、マナーのいい運転手みたいに「どうぞどうぞ」って譲りあうところがあるんですよ。子どものころは「もうちょい出たらいいのにな」と思ってしまってましたけど、父親は東京のスマートな芸を最後まで守ってたんですね。

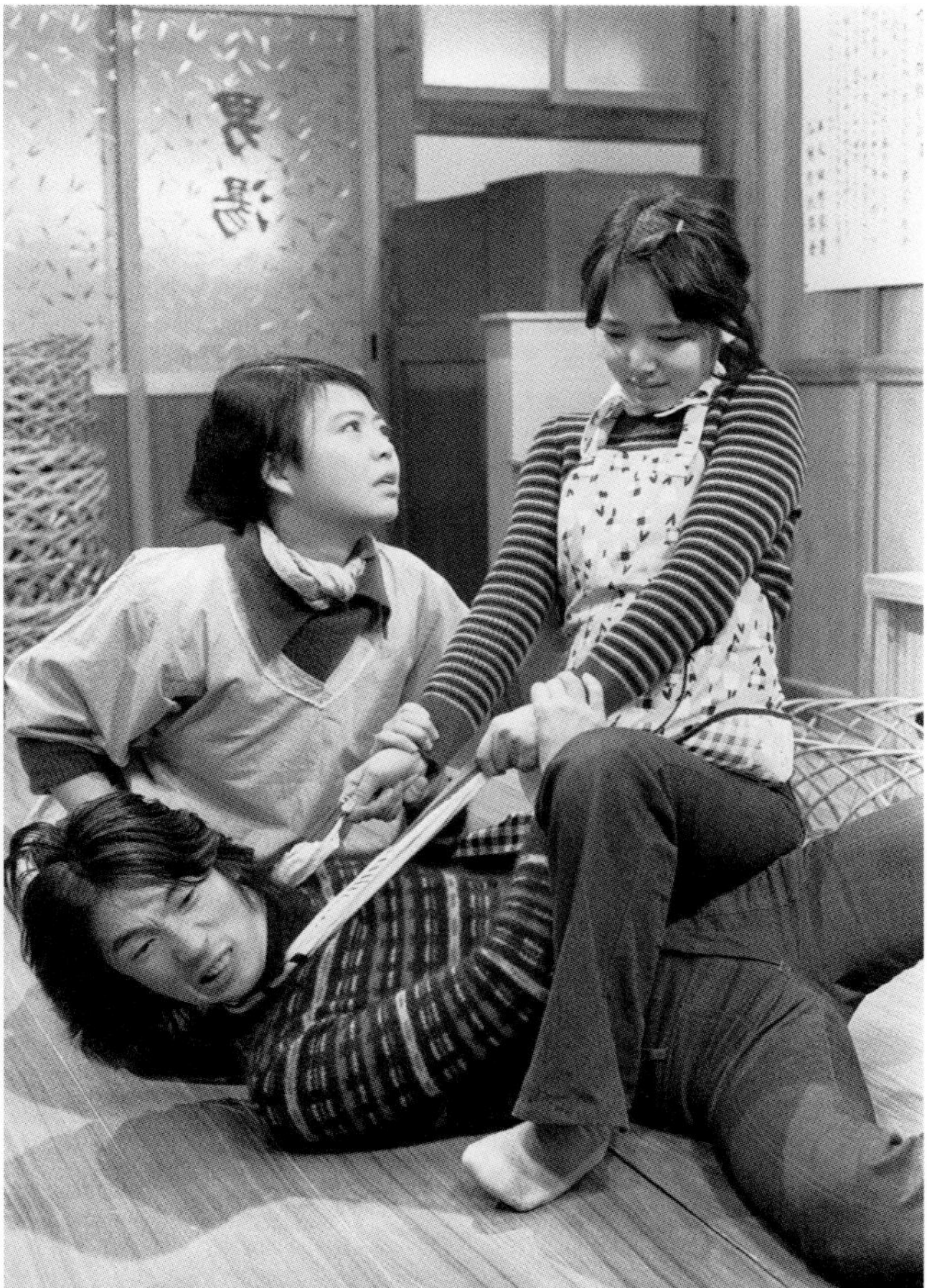

「時間ですよ」（写真提供：TBS テレビ）

笹山　まさに東京の粋な芸ですよね。堺さんはスパイダースのときに映画でお父さまと共演されていますが、親子共演にやりにくさはありましたか？

堺　スパイダースに勢いがあったときで、僕は誰がきても大丈夫という気持ちだったんですけど、父親はたぶんハラハラドキドキしてたんじゃないかな。僕がこの世界に入ったときは、戦後も十数年経って、父親が苦労した時代とはまったく違いますから。父親にすれば、息子にアドバイスをしてもかえって迷いを生じさせると察知したんでしょう。「おまえのやりたいようにやればいい」と言われたんですが、内心は「至らない芸を見せてすいません」って手を合わせるような気持ちだったと思います。

「稽古で苦しみ舞台で楽しむ」のが大事

笹山　いろいろな本を読むと、堺駿二さんはその人柄がすごく愛されていて、息子の活躍を喜んでいたことがよく分かります。残念ながら、一九六八年に五十四歳の若さでお亡くなりになりました。倒れたのは新宿コマ劇場の公演中だったんですね。

堺　舞台役者の方は「舞台で死ぬのが本望だ」とよくおっしゃいますからね。自分の本懐を遂げたのかもしれませんが、息子とすればやっぱりもっと長生きをしてほしかったなと。でもそのとき、いつまでも父親のすねかじってるわけにいかない、自分一人でやらなきゃいけないいんだというエネルギーが湧いてきまして。父親の死を無駄にしたくないっていう気持ちがありましたね。

笹山　お父さまには、映画『右門捕物帖』で主役の「むっつり右門」の手下「おしゃべり伝六」という当たり役がありました。堺さんは明治座の舞台で同じ「おしゃべり伝六」を演じていますね。

堺　映画の世界では、おしゃべり伝六が主役になることはまずなかった。そういう脇役を主役にもってくるという転換をやってみたかったんです。これは父親に対するある種のリスペクトですね。父親は主役のむっつり右門を輝かせることに徹してましたから。僕にはその思いがよく分かったので、今度は逆にこっち側にスポットを当てて、むっつり右門を脇にするという逆転の発想でやってみたら大変楽しいものができあがりました。

笹山　伊東四朗さんにお話を伺ったとき、喜劇の座長ができるのは特別な人だけだとおっしゃっていました。堺さんは明治座などで何度も座長を務められていますが、ご苦労はありましたか？

堺　いや、もちろん。自分がダメになると、一座が全部トーンダウンしていくので、つねに張ってないといけない立場ですからね。僕がよく言ってたのは「稽古で苦しみ舞台で楽しめ」。稽古を楽しくやっちゃうとどうしても舞台の方が疎かになりますから。ゴールがあるわけじゃないんですけど、苦しんで苦しんでつくり上げる。ときには僕が決断しなきゃいけないこともあってつらい思いもしましたけど、うまくいったときはご褒美をいただけますから。素敵な笑いと素敵な拍手。それを見ると、「あー、あのとき苦しんでおいてよかったな」って。

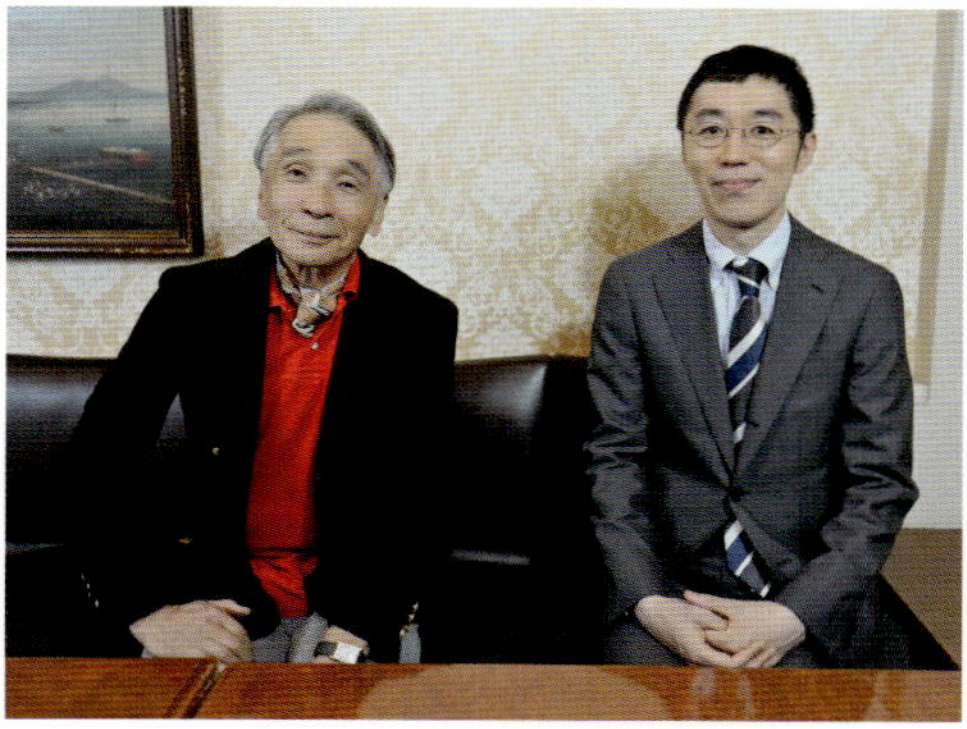

笹山　親子二代が続いて、今はお嬢さんの堺小春さんが朝ドラ『虎に翼』に出演されるなど、女優として活躍されていますね。芸能の世界に堺の名が残っていくことは、やはりうれしいものですか？

堺　それはもうおっしゃる通りで。堺の名は僕で終わりかなと思っていたら、下の娘が芝居の世界に入りたいと。僕も娘も本名は同じ栗原ですから、堺を継いでくれるというんで、なんか役割をひとつ果たすことができたかなって。この仕事はのれん分けができないんですよ。父親に分けてもらったのは血ですね。これは相続税がかかんなかった（笑）。うちの娘も僕の血を継いでますから、大変な世界ですけど、これからどんなふうに開花していくのか長い目で見たいですね。

笹山　歌舞伎のような伝統芸能ではないのに、三代にわたって続くのはすごいですね。

課題がある限り人間は先に進むことができる

堺　ケロリンは百周年と伺いましたが、内外薬品は何年ですか？

笹山　明治三十五年の創業ですから、今年で百二十三年です。

堺　うわうわ、すごいですねえ。そういう老舗が健在でいまだに脈々と息づいているのが素晴らしいことですよね。世の中こんなに変わってるのに、そこを生き抜いていくっていうのは大変だと思いますけど、頑張ってらっしゃいますね。

笹山　ありがとうございます。ケロリンも次の百年を目指していきたいと思います。最後に堺さんの健康の秘訣を教えてください。

堺　僕は七十八歳になりましたけど、まだ課題があるんですよ。人間は課題がないと、ここが頂点だと思って下るばっかりですから。もっとこうなりたい、ああなりたいというものを自分のなかにもってます。今年、『最高の二番手』という本を出したんですよ。自分はまだ二番手だけど、それであきらめるわけじゃない。まだ先があるという気持ちが人生の張りになるんだってことを書きました。

笹山　今日は笑いの歴史を研究してる者として、堺さんにお話を伺えて本当に幸せでした。

堺　笑いが好きだというのは素敵なことですよ。僕はウォーキングをするんですけど、歩いてる人を見ると笑顔じゃない。笑ってらんないよという現実があるんでしょうけど、やっぱり少しでも笑って過ごせる時間を持たないとね。

ケロリン
コラボ桶
誕生であります!

2013年、ケロリン桶の50周年に
『ケロロ軍曹』とのコラボをして大ヒット。
以降、数々の「コラボ桶」が誕生しています。
その秘話と歴史を公開します。

写真／釜谷洋史

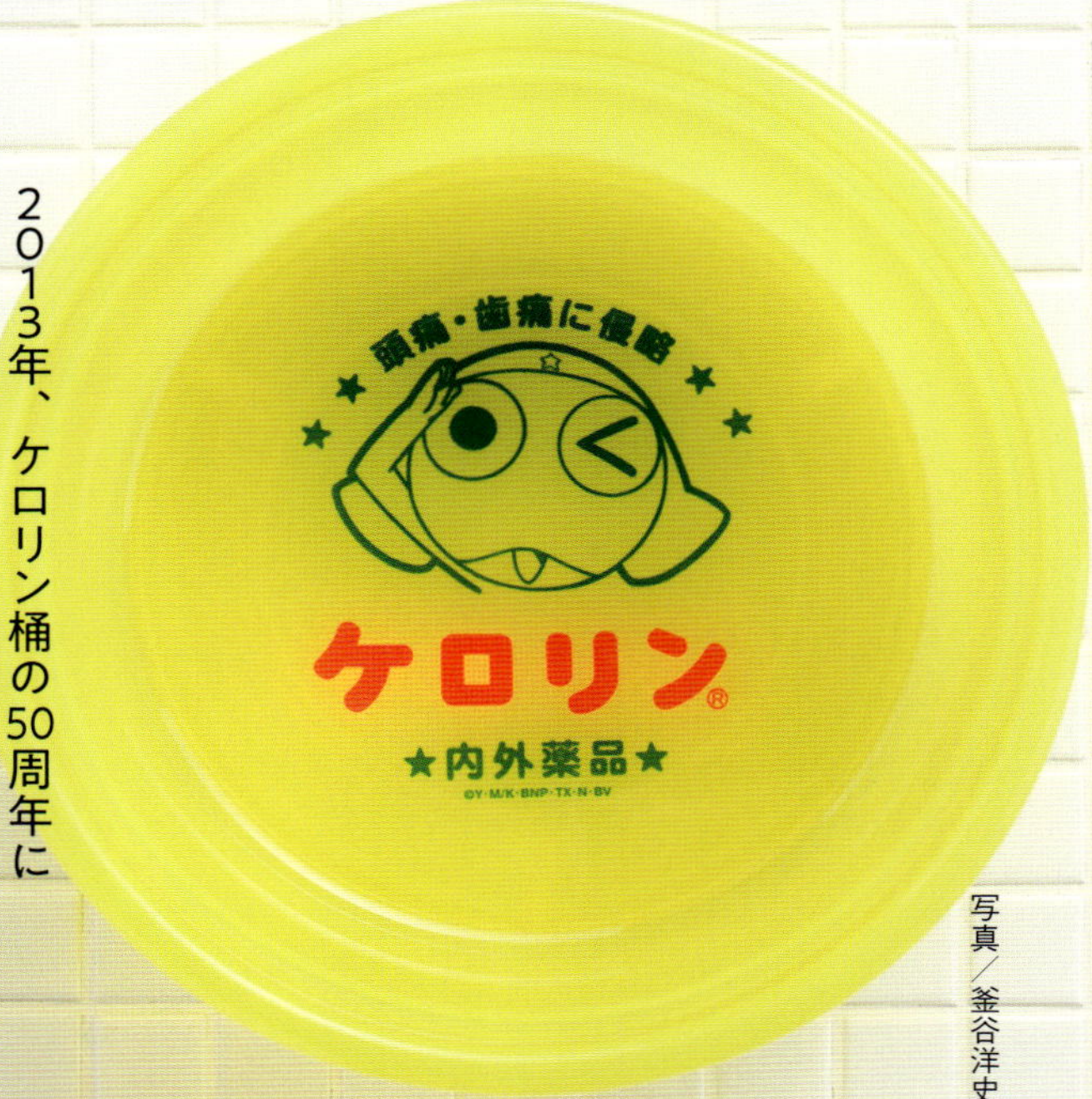

2013　ケロロ軍曹×ケロリン桶

コラボ桶はここから。ケロリン桶 50 周年
×ケロロ軍曹 15 周年。
事前予約は 40 分で予定数を完売。

2015 ど根性ガエル

アニメ『ど根性ガエル』初 Blu-ray 化を記念し、ピョン吉とコラボ。

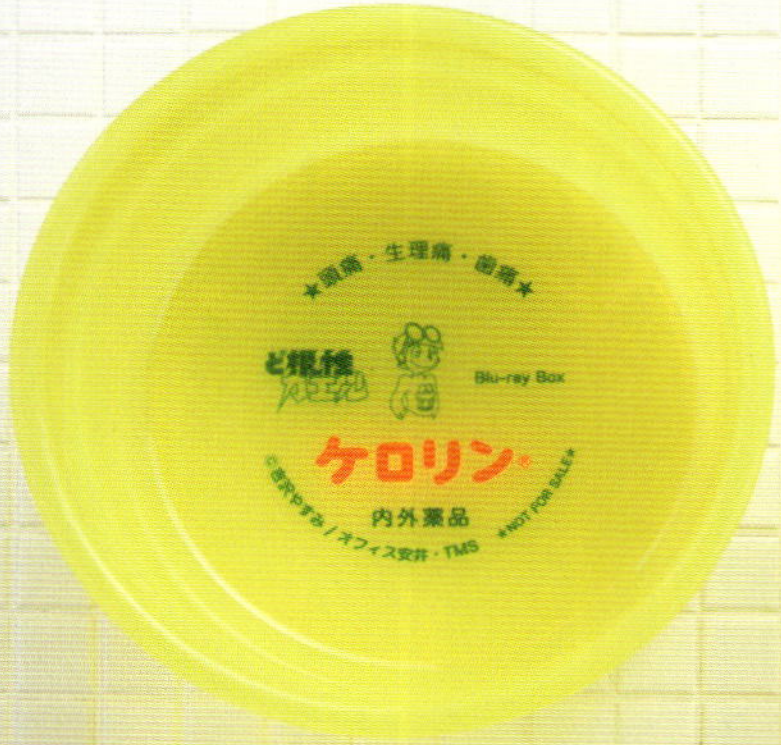

2015 銀河英雄伝説

田中芳樹の SF 小説『銀河英雄伝説』と株式会社ニッセンのコラボ企画のひとつとして発売。

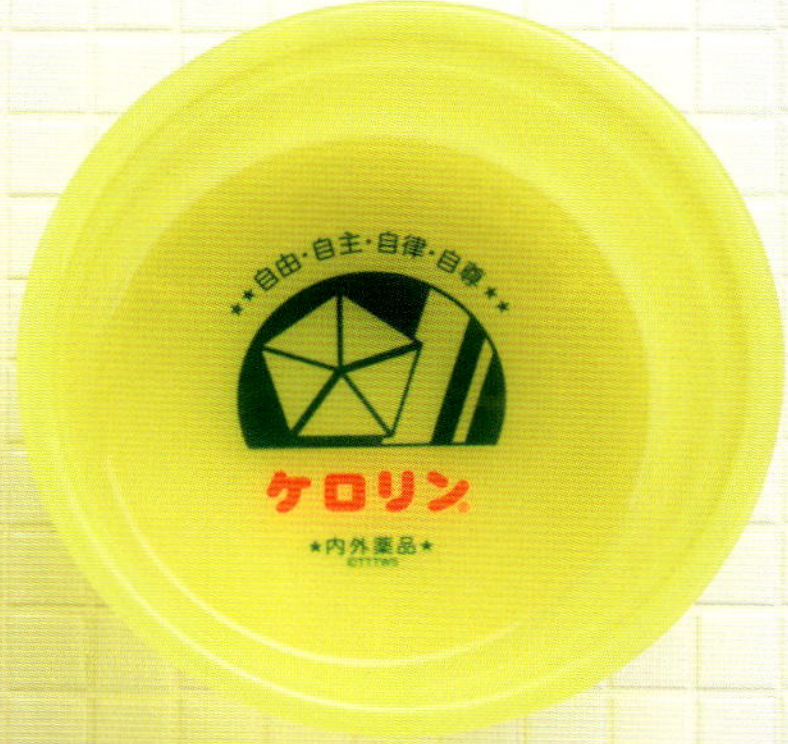

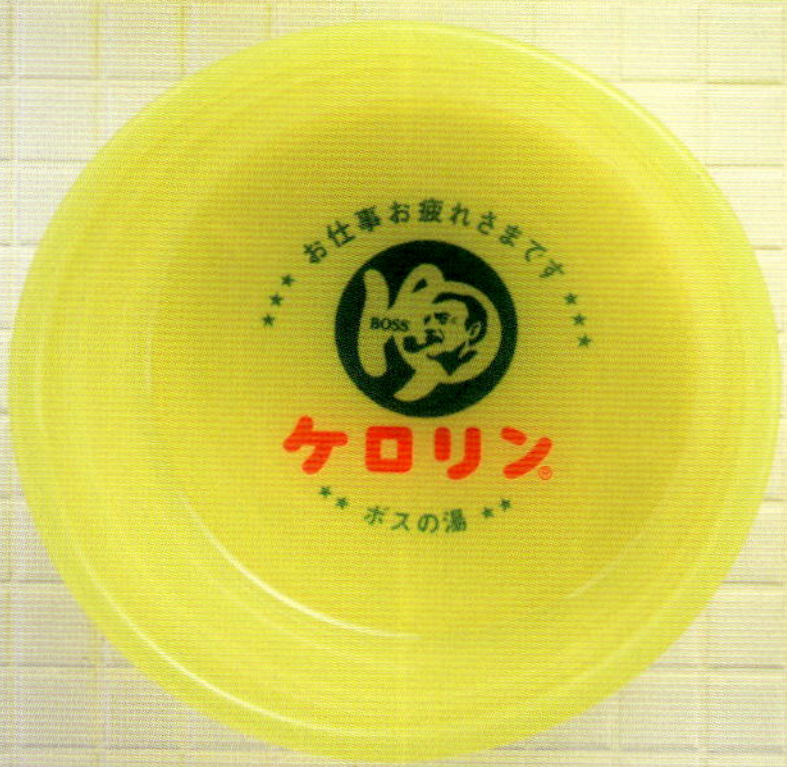

2018 サントリー BOSS

缶コーヒー BOSS のキャンペーンとして、ケロリンオリジナルグッズを賞品に。

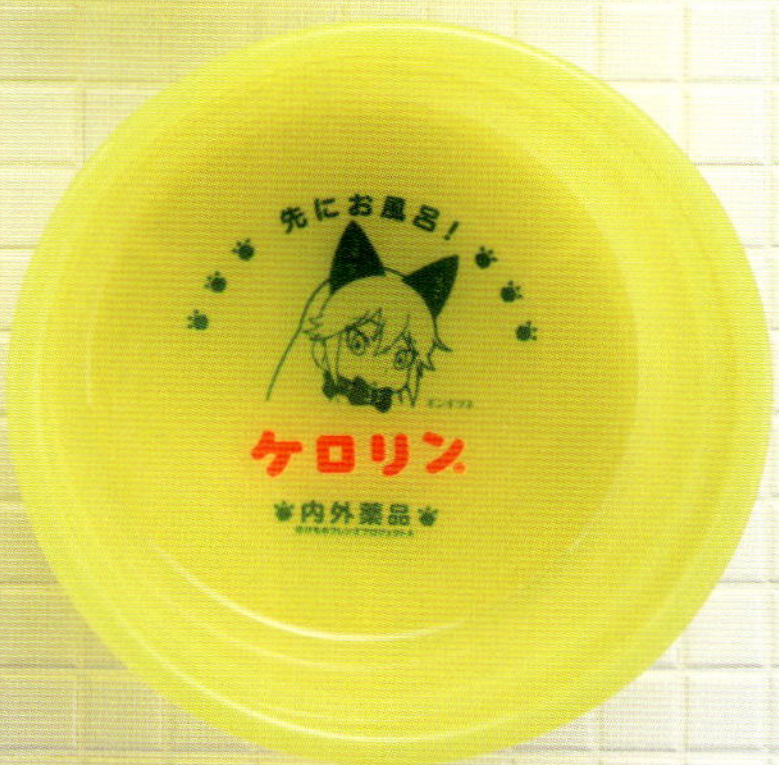

2017 けものフレンズ

『けものフレンズ』に温泉が登場することから企画。絵柄はジャパリパークの温泉管理人のギンギツネ。

ケロリンコラボ桶 誕生であります!

2021 すみっコぐらし

温泉を楽しむ〝すみっコ〟たちをデザイン。子どもがお風呂好きになること間違いなし。

2020 僕のヒーローアカデミア

〝個性〟が「蛙」である蛙吹梅雨が登場。「梅雨ちゃんと呼んで」のセリフの代わりに「ケロリンと呼んで」と印字。

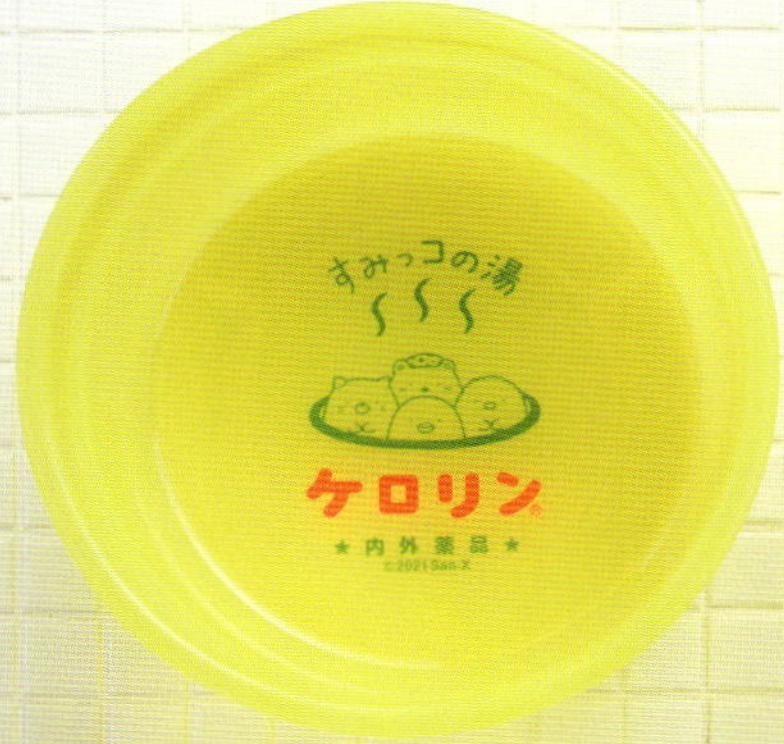

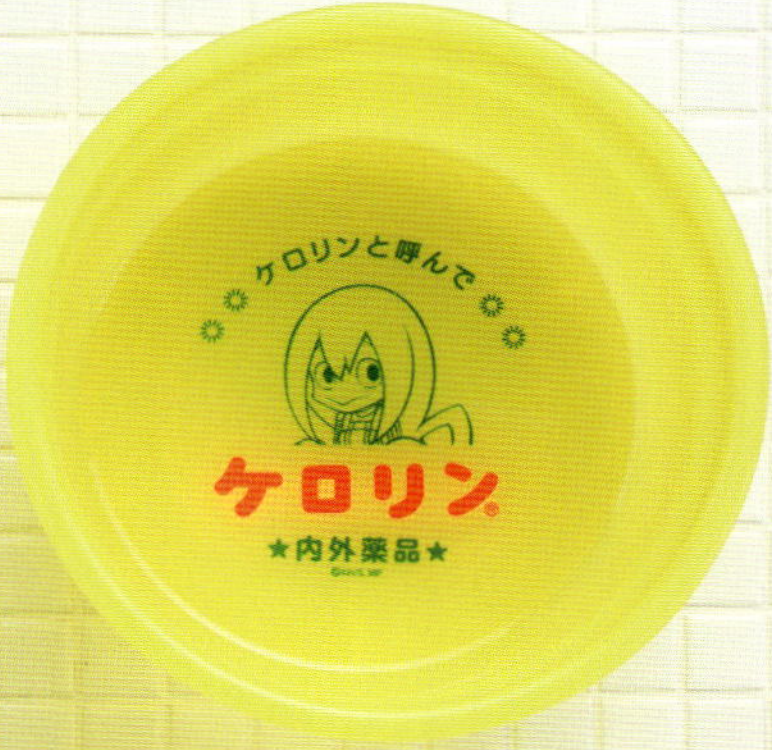

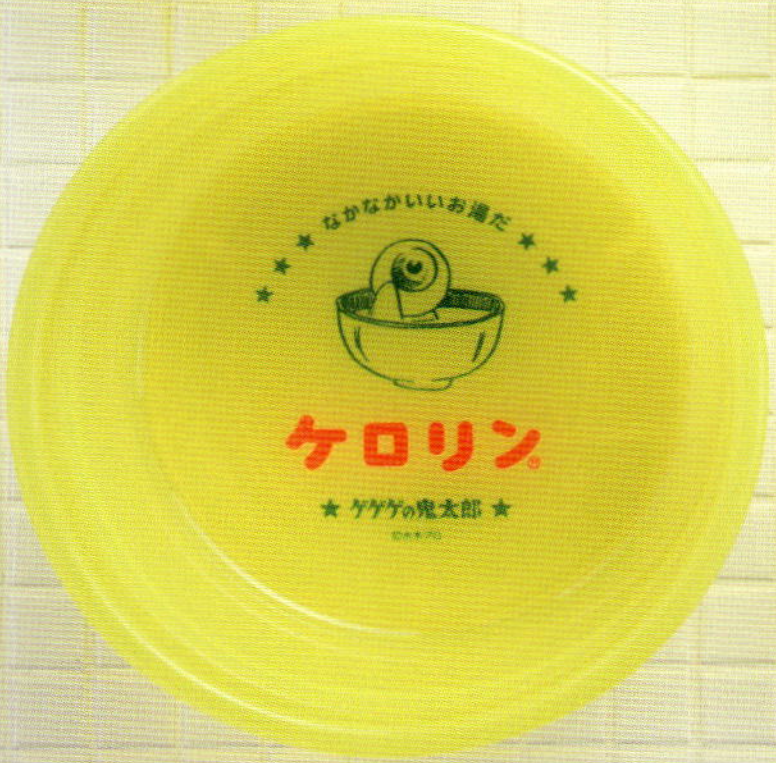

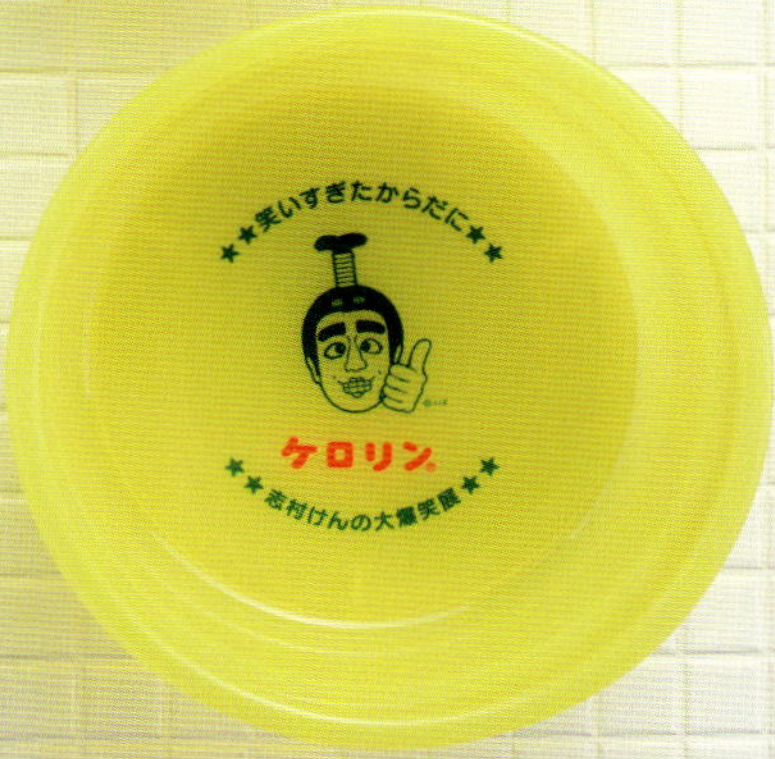

2022 ゲゲゲの鬼太郎

2022年に生誕100年を迎えた水木しげるの代表作。茶碗風呂に入ったお馴染みの「目玉おやじ」が登場。

2021 志村けんのバカ殿様

「志村けんの大爆笑展」の会場限定グッズとして「バカ殿様」とコラボ。

2024 横浜 DeNA ベイスターズ

横浜髙島屋での限定販売。
お風呂をテーマにした催事の目玉として企画。

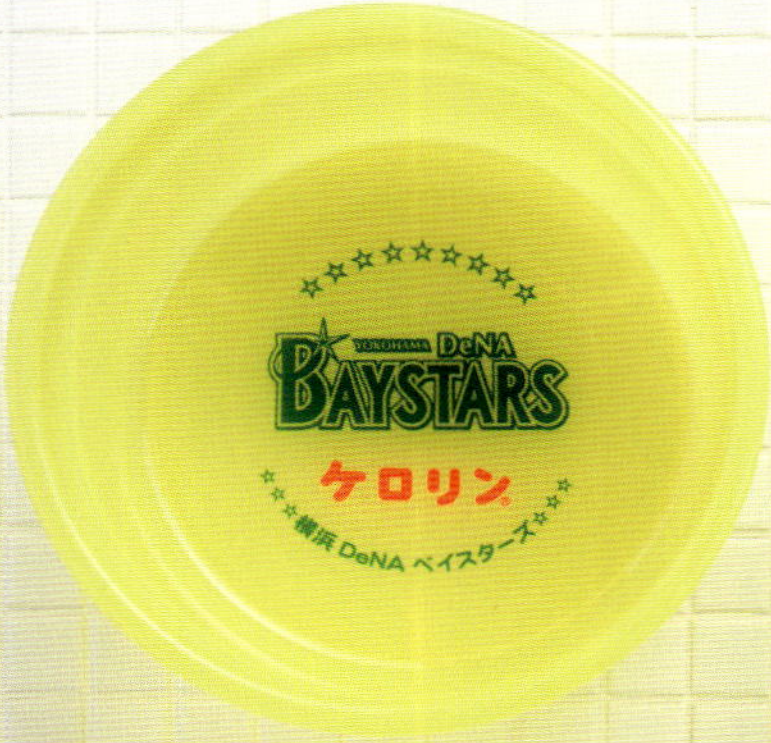

2023 リラックマ

リラックマ 20 周年を記念して、同じ柄のタオルと一緒に「リラックマのケロリンお風呂セット」を発売。

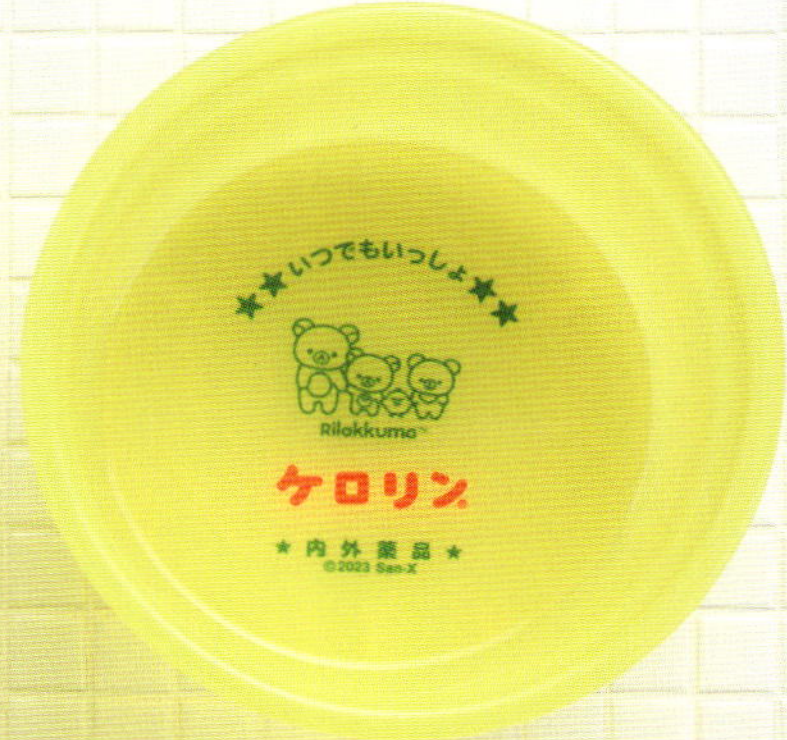

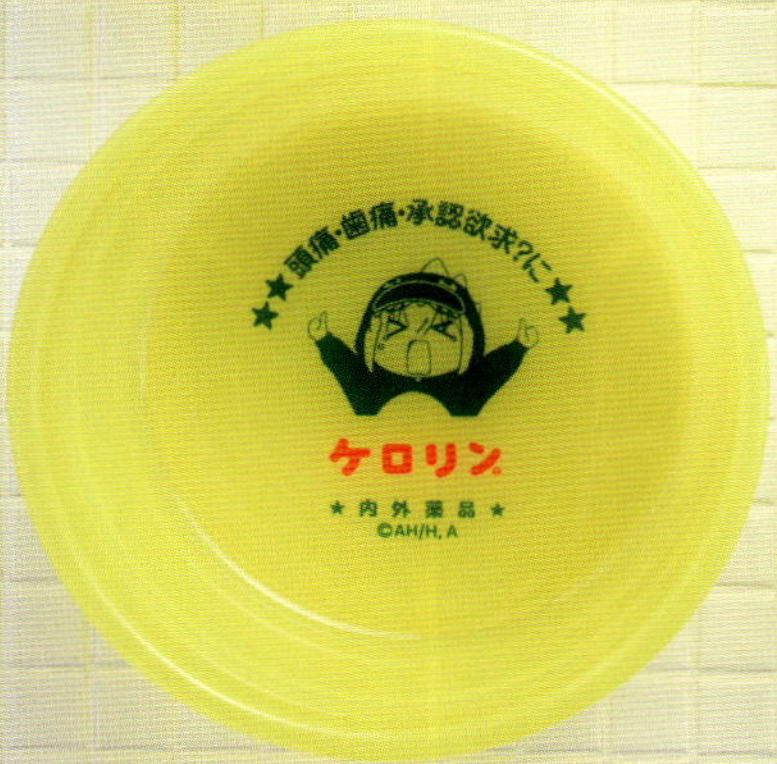

2024 ぼっち・ざ・ろっく！

『ぼっち・ざ・ろっく!』の主人公後藤ひとりの「承認欲求モンスター」をデザイン。

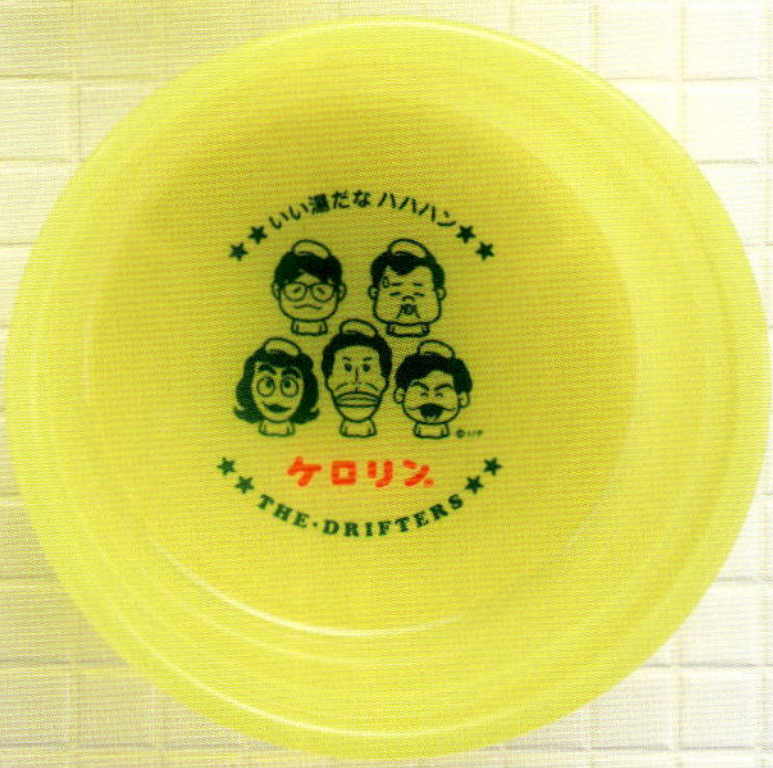

2024 ザ・ドリフターズ

「ザ・ドリフターズ展」の会場限定グッズ。ドリフの傑作コントといえば「威勢のいい風呂屋」。

町田忍インタビュー

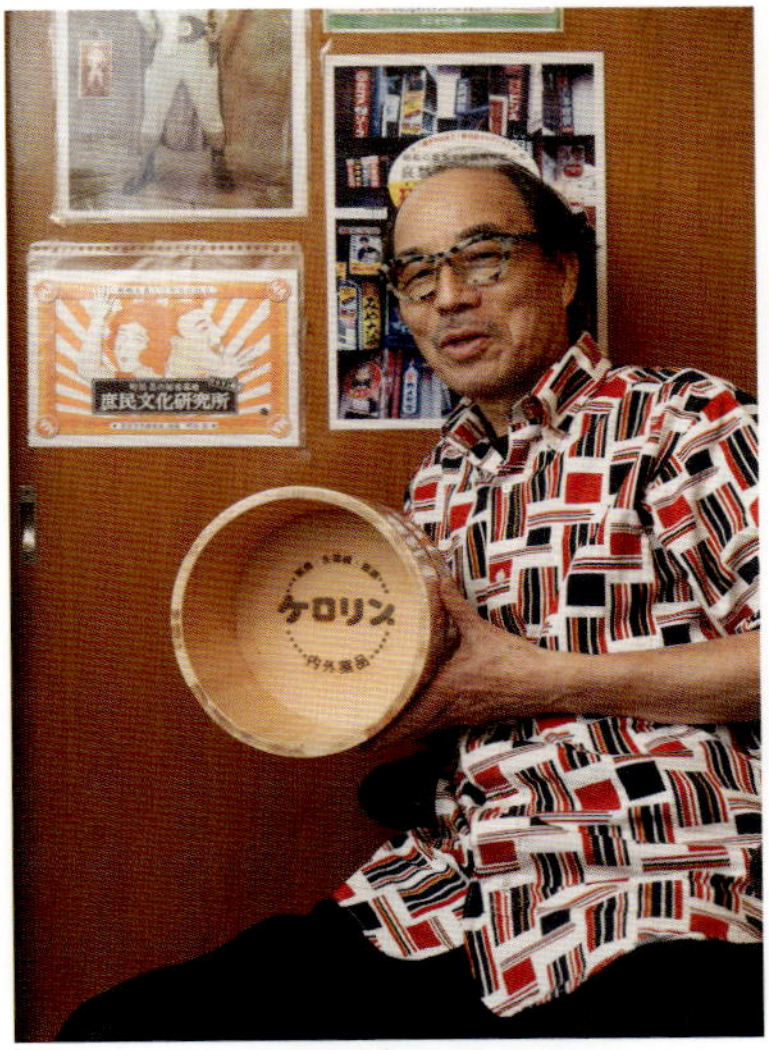

銭湯のケロリン桶は庶民文化のシンボルなんです

頭痛薬のパッケージとケロリン桶の大量のコレクションをお持ちの町田忍さん。時代を超えて愛され続ける秘密を分析します。

写真／細田忠　文／田中一郎

1980年代から銭湯研究をスタート

昭和30年代後半の中学生のとき、行きつけの銭湯があったんです。子どもの頃は木桶だったんですが、黄色いケロリンの桶になったんですね。まさにケロリン桶に代わるときに立ち会った感じです。それでケロリンという鎮痛薬も知りました。本格的に銭湯巡りを始めたのは1980年代からです。その頃うちに来たオーストラリアの友だちに何か日本の庶民生活を体験させようかと思って銭湯に連れてったところ、その銭湯が宮造りだったんです。それを見た彼が「なぜ銭湯は、お寺と

まちだしのぶ／庶民文化研究家。1950年東京都出身。和光大学人文学部芸術学科卒業。学生時代にヨーロッパを一人旅。その後、警視庁警察官を経て、江戸から戦後にかけての庶民文化・風俗を研究のため独立。『町田忍の懐かしの昭和家電百科』『町田忍の銭湯パラダイス』など著書多数。

か神社みたいなのか」という面白い質問をして。これは、下手したら記録を残さないと残らないいんじゃないかと思い、銭湯の写真を撮るようになったんです。

　まずは、地元の目黒区から調べ始めて、全国に広げていきました。すると、どこ行ってもケロリンの桶がある。興味が出て内外薬品の本社にも取材に行って、当時の社長の笹山和紀氏にもインタビューしました。

ケロリン桶ブームについて

　ケロリン桶が生まれたのは昭和38年ですが、一気に広がった時代背景としては、昭和39年の東京オリンピックがありますよね。やっぱりプラスチックの桶というのがよかった。木の桶よりメンテナンスいらないですからね。そのころゴミ箱もポリバケツになりましたから。新しい時代の素材が広まった時のシンボルみたいな感じだったと思うんですよね。白いケロリン桶の時期は短くて、最初から黄色いイメージですね。黄色って目立つんですよ。しかも薬品のイメージもあるからピッタリでしょう？

　桶に書かれているケロリンの文字にも秘密があって。実は、浴室で使用しても消えないように、黄色いプラスチックの樹脂の中に特別なインクをしみこませる方法が開発されているんです。

　当時、東京駅前に「東京温泉」という人気温泉があって、そこに置かれたケロリン桶は話題になりました。ケロリンの桶は銭湯以外にも、温泉やゴルフ場とかにも置かれたんです。とても広告効果があったと思います。ケロリン桶を集めるようになって、もう30年以上

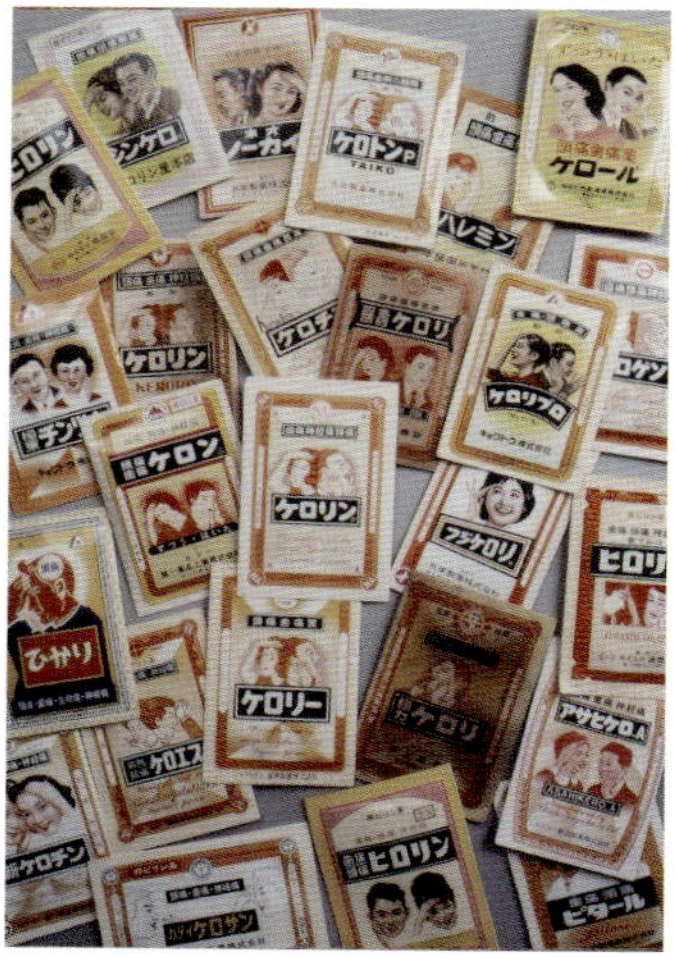

類似商品がたくさん出たケロリン
（町田さん撮影。中心にあるのが本物）

経ちます。今はロフトでもハンズでも新品のケロリン桶を売っていますが、僕は廃業する銭湯から譲り受けることが多いですね。

　薬のケロリンについては昔から桶で文字を見ていましたが、銭湯巡りを始めたころ、あらためて薬局で見て「パッケージのデザインがすごいな」と思って調べていくようになったんです。なぜ売れたかというと〝粉末〟だったからでしょうね。

　昭和のはじめ、それまでの鎮痛剤ってみんな液体で持ち運びに不便なんです。そこに粉末のケロリンが出てきたんです。ネーミングもいいでしょう。ケロッと治るからケロリン。偽物もいっぱい出るくらいに人気が出ました。

　ケロリンはパッケージのデザインはあまり変わっていませんが、中身は一部の成分が変わってるんですよ。中身が時代によって微妙に変わるのは、ラーメンやチョコレートのロングセラー商品と同じですよね。

銭湯と庶民文化

　銭湯ってやっぱり健康に近い。薬のケロリンと銭湯のケロリン桶っていうのもまたいい距離感なんです。持ちつ持たれつというか。昔も今も変わらずに置いてあるものがあるんです。

　例えば体重計。デジタルでない目盛りの針が動くレトロなものが結構ありますね。ケロリン桶もそうですが、昔からあるものを見ていると、時代背景を含めて豊かな気分を感じさせてくれるんです。その感覚を若い人たちにも知ってほしい。

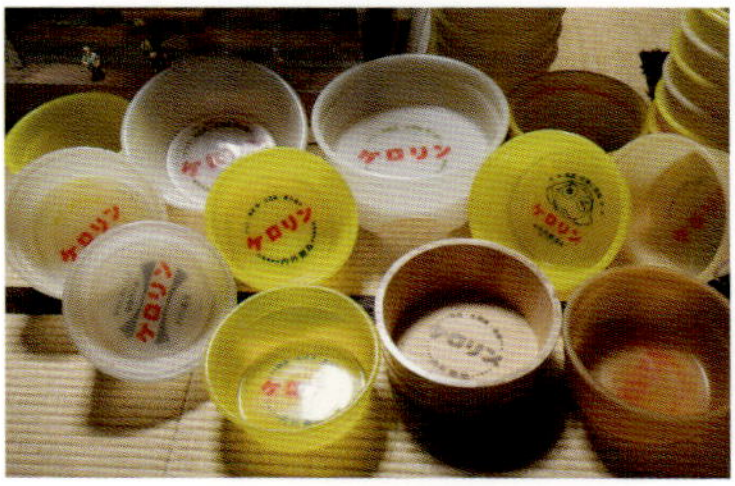

町田さん所蔵の歴代のケロリン桶。
使い込まれて味わいがある

　あまりにも身近すぎるものの良さっていうのは、なかなか気づかないんです。でも銭湯の空間に溶け込んでいるケロリン桶の奥深い味わいというのは、まさしく「庶民文化」なんですね。

壇蜜 インタビュー

サウナでは「じっくり汗を流す」という実感が欲しいんです

「サウナが大好き!」という壇蜜さん。水風呂を含め独特の愛情をお聞きしました。さらに、お好きなケロリングッズのことも。

写真/橋本篤
文/田中一郎

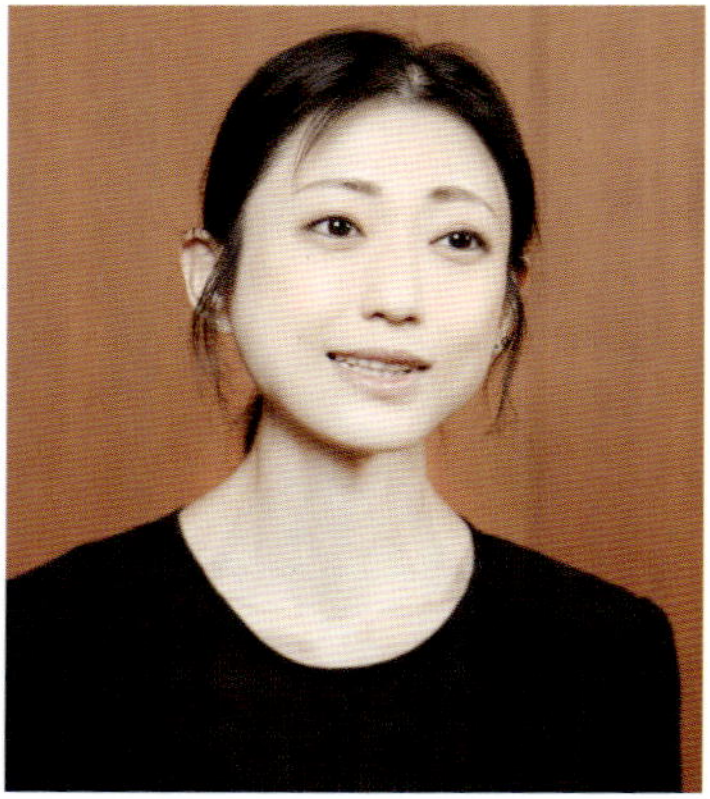

銭湯通いからサウナの道へ

最初にサウナに入ったのは、7年前くらいでした。実家の裏の銭湯にサウナが付いていて、それで試しに入ってみようかなって。久々に銭湯に行ってみると、ご主人も奥様も皆さんお変わりなく、なにか落ち着く場所だなって思っているうちに、いろんな方と知り合って。そうしているうちに、どんどんサウナが好きになって行く回数が増えてきた感じですね。

サウナに入っているときの自分の中の決めごとは、高い温度の場所に居座りすぎないということでしょうか。たとえばいちばん上の段は、高温なので汗がダダーッと流れるんですけど、むしろ中段とか下段のところでじっくりと汗を流して「むくみが取れた」とか実感が欲しいんですよね。温度でいうと、だいたい85℃ぐらいでしょうか。入っている時間については、その日のコンディションによるので何とも言えないんです。平均すると12〜13分くらい。サウナに置いてある12分計は

だんみつ/1980年秋田県生まれ。東京都出身。昭和女子大卒業後、さまざまな職業を経験し、2010年グラビアアイドルとしてデビュー。以降、テレビや映画などで幅広く活躍する。著書に『壇蜜的人間学』『壇蜜日記』など。

ちゃんと見てますけれど、何分まで頑張るとかいうプレッシャーにならないようにしています。

水風呂の魅力

サウナのあとの水風呂も大好きです。体がリセットされるんですよね。冷えすぎない程度に、次のサウナで汗をかきやすいように、自分の中で「ちょうどいい」を作るんです。なにか修行っぽいというか。

温度は別に何度でもいい。あまり冷えていなくても、逆にシングル（10℃以下）でも。最低だと2℃の水風呂に入ったことがあります。仕事で長野の薪で焚くタイプのログハウスのサウナに入って。水風呂が川の水をドラム缶に溜めるタイプなんですけれど、真冬の時期で。「じゃあ記念撮影をお願いしま～す」って、ずぶずぶと潜ってからザバーッと上がって両手を広げて。いま思い出しても体がスーッと冷たくなる気がします（笑）。

私はサウナではマットを敷いて座って、小さいタオルを体にあてるスタイルですね。いまサウナハットがとても人気グッズですけど、思い出があるんです。一度、海外の輸入品を買ったんですけど、まるでゴールデンレトリバーのような動物の匂いがするんです。何回洗っても匂いが落ちなくて。サウナで「これ私、被るのが辛い」って言うと、みんなも「じゃあ被らなくていいよ」って。やさしさが身に沁みましたね。

ケロリン桶とＣＭの思い出

物心ついた時から、桶は黄色いケロリンという印象が強いですね。大人になってから宣伝効果が絶大だなあって思います。秋田の薬箱の中にちゃんとケロリンが入っていて、頭が痛い時に飲んでました。

家にグッズがあったらいいなって思ったのは、ケロリンが初めてかもしれないです。でもケロリン桶は家に置くには大きいかなって思い、小さな手桶を買いました。

ケロリンで、とても心に残っているＣＭがあるんです。30年くらい前の「頭痛にオッケー、ケロリンでオッケー」というテレビＣＭで、歌に合わせて桶を頭にかぶる演出なんです。桶は分かるけれどケロリンって何だろうと。ようやく「頭に桶は、頭痛にオッケー」という意味だから、ケロリンは頭痛薬なんだって繋がったときに、「上手な演出だなあ〜」って感動しました。あとから聞いたらラッキイ池田さんが振り付けをされたんですね。

ケロリンは薬にしても桶にしても、宣伝からデザインまでパッと見た印象のすべてが人の心にしっかり刺さるような気がします。

銭湯ならではの人との距離感

いまはちょっとジムをお休みしているので、サウナは銭湯が中心になっています。銭湯って、人間関係において微妙な距離感を保っている施設なんだって思うんですよね。

私の銭湯仲間に勝手に「フローラ」って呼んでいる20代の子がいるんです。胸に奇麗な花の刺青があるんです。だから花の女神、フローラ。彼女から本名に「花」が入っていることを直接知らされたときは驚きましたね。とても人懐っこい子で、よくお菓子を交換しています（笑）。彼女のくわしい連絡先は知らないんですけど、そういう仲を保てるのも銭湯のいいところですよね。

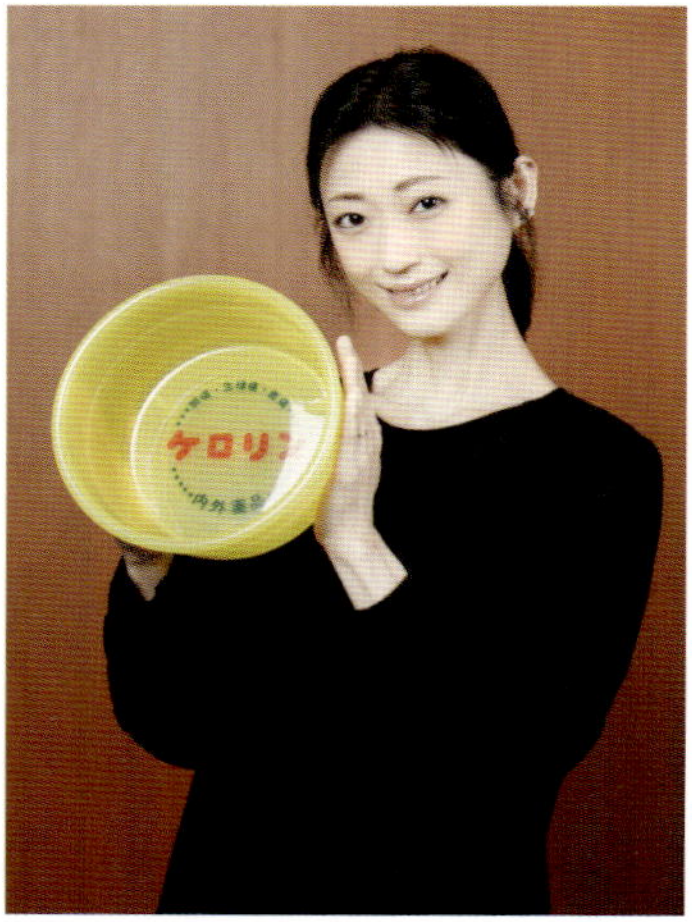

「銭湯の私のまわりでは、ケロリンのナイロンタオルが大人気ですよ」

「常連こそ腰低くあれ」というのが、私よりもずっと長く銭湯に通っているお客さんの言葉なんです。お湯が出るカランを譲ったり、ごみが落ちていたら拾ったり。そんな常連のかたの姿を私も見習おうと思っています。

銭湯はサウナだけではなく、謙虚で素敵な言葉にも出会える場所なんですね。そんな銭湯が好きな自分でよかったです。

ケロリン百年物語①

大正篇

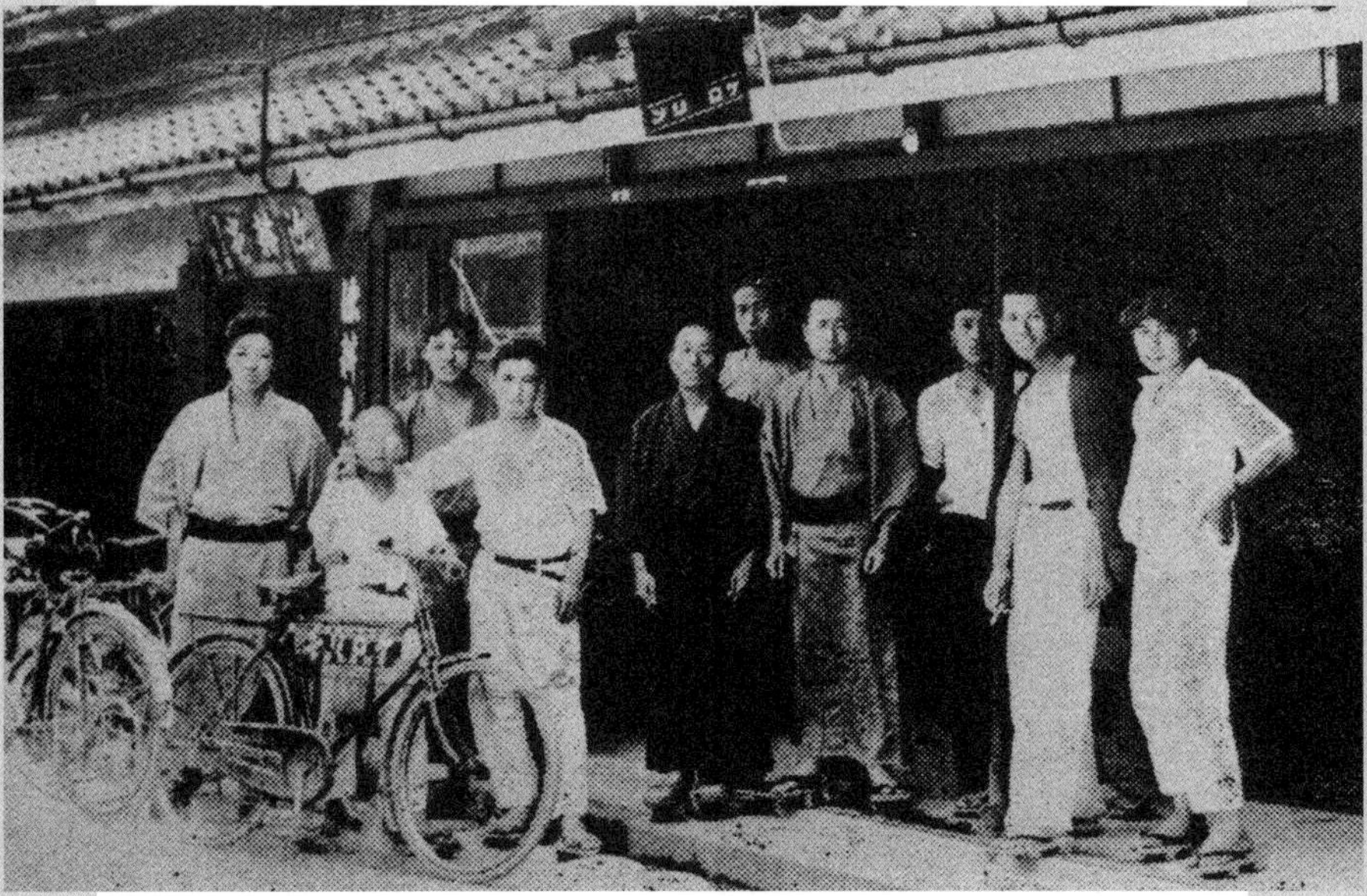

大正時代の内外薬品商会

それは「富山の置き薬」の歴史からはじまった。
大正14（1925）年、アスピリンと桂皮を
配合した散薬「ケロリン」の開発に成功する。

夜半から降り出した雪に、富山の街はすっかり真綿におおわれたようでした。薄日が差しはじめ、まもなく朝を迎えます。大晦日を明日にひかえた富山市中心部の大店では、大番頭の声が通りにまで響き、年納めと年迎えの準備に追われていました。薬品原料卸問屋「内外薬品株式会社」が設立されたのは、明治三十五（一九〇二）年の年の瀬も押し迫った、そんなあわただしい日でした。

三番番頭だった笹山林蔵は早速、各方面への挨拶や注文に雪を蹴って走り回ります。のちにケロリンを開発する林蔵はまだ二十三歳の青年でした。

反魂丹伝説

内外薬品およびケロリンの誕生は、富山の置き薬の歴史と密接に関わっています。そこでまずは、富山の置き薬がいつ、どのようにしてはじまったのかから物語をはじめましょう。

ときは元禄三（一六九〇）年にまでさかのぼります。当時、加賀藩の分藩である富山藩は前田正甫《まさとし》が二代藩主でした。正甫公が江戸城に登城していたおり、腹痛に苦しむ大名に「反魂《はんごん》丹《たん》」を与えたところ、たちどころに痛みが治ったといいます。反魂丹は岡山藩の医師から伝えられた薬で、正甫公は常備薬として印籠に入れて持ち歩いていました。この出来事を機に、各地の大名から反魂丹を自分たちの領内にも広めてほしいと頼まれ、富山の薬売りが全国へと旅立っていきました。これが富山の置き薬の発祥とされる「反魂丹伝説」です。伝説であるから真偽は不明ですが、正甫公の時代に富山売薬が本格的にはじまったのは確かなようです。

富山売薬が成功した理由のひとつに「先用後利」がありました。「用を先にし利を後に」――薬を先に預け、後から利用した分だけの代金を回収し、新しい薬を補充するシステムです。今でいえば、クレジット販売に近いでしょうか。この画期的な販売システムにくわえ、富山藩による保護育成策もあって、富山売薬は江戸期を通じて発展していきました。

徳川幕府が倒れて明治維新がはじまると、富山売薬にも近代化の波が押し寄せます。明治以降、西洋医学や西洋薬学が次々と入ってくる一方で、富山の薬は和漢薬を中心としていました。その和漢薬には、現代からみて効果があると考えられるものもありますが、「家伝」「秘方」「秘薬」などの言葉を使い、「万病に効く」とうたった「まがいもの」が売られていることもありました。薬の製造に対する規制がないため、玉石混交の状態にあったのです。そのため、明治

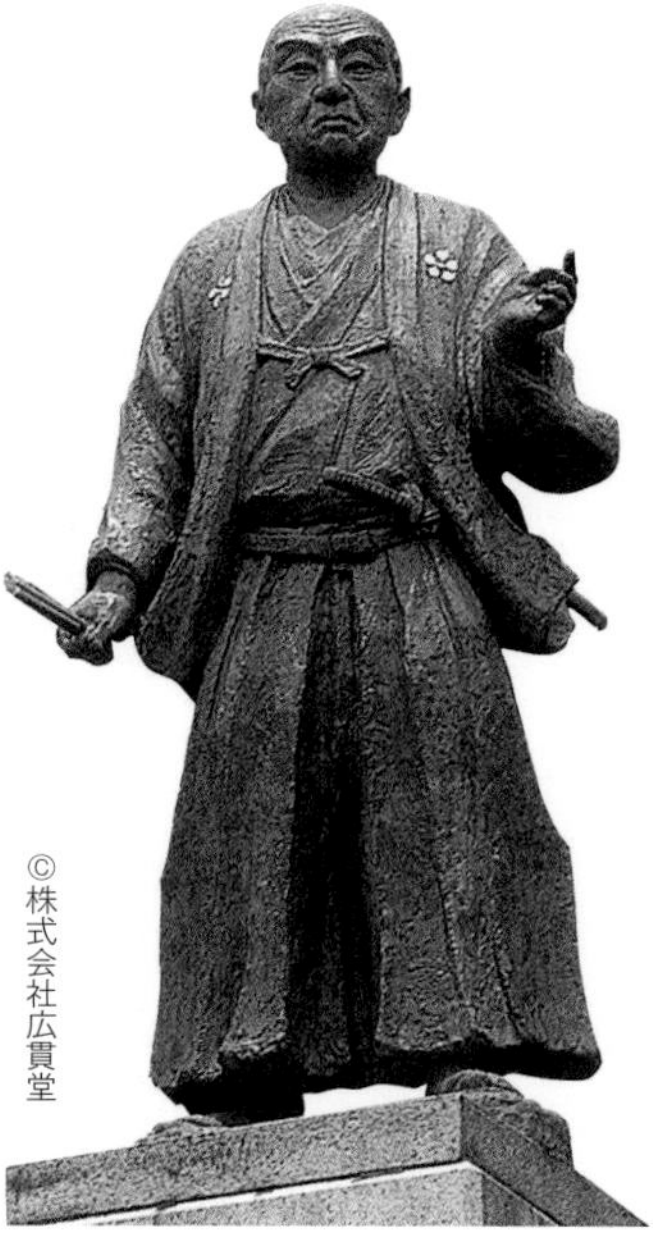
©株式会社広貫堂

富山城址公園に建てられた
前田正甫公の銅像

政府は効果の不確かな薬を禁止する措置をとりました。

また、政府の方針に沿って、富山売薬の製薬業者と販売業者の分離が進みました。それまでは売薬業者が自宅で思い思いに薬を製造していたため、売薬業者ごとに薬の品質にバラツキがありました。製薬と販売が分離されることによって、製薬業者が薬の品質に責任を負うことになり、品質の向上につながります。明治九（一八七六）年に売薬業者らの共同出資によって誕生した「廣貫堂」をはじめ、製薬企業が続々と設立されていきました。

こうして富山の置き薬は近代化の道を歩みはじめましたが、その一方で大きな困難に直面しました。明治十五年、政府が売薬印紙税を制定したのです。これは売薬業者の薬に対して定価の一〇％の税を課すものでした。売薬業者は売薬印紙を購入し、薬の容器または包紙に印紙を貼付しなければならなくなりました。しかも、先用後利のシステムにつきものの未使用分の回収、廃棄のことが考慮に入れられず、廃棄分の印紙代は売薬業者の負担になりました。くわえて、業界で一般化していた値引き販売のことも考えられていません。この税制によって、売薬業者が一時は半数近くにも減り、薬の生産額も八分の一に激減したと言われています。

内外薬品が産声をあげたのは、富山の薬が荒波に揉まれている最中のことでありました。

内外薬品創業

明治三十五年十二月三十日、内外薬品株式会社が富山市の堤町通りで創業しました。名門の資産家である関野善次郎や藤井諭三らが発起人となり、大阪の薬種問屋街である道修町から原料薬品を仕入れ、富山市の漢方薬製造会社に卸すことが目的です。そのころ、売薬業者への原料薬品の供給は、もっぱら中田清兵衛、金岡又左衛門、松井伊兵衛の御三家を通して行われていました。原料メーカーから直接仕入れができれば、安価な原料を製薬会社に提供でき、課税にあえぐ業界に少しでも風穴をあけられます。内外薬品は笹山林蔵が三番番頭となり、間口二十数間の大店舗を構えた卸問屋としてスタートしました。

内外薬品は予想通りの反響で順調に売上を伸ばし、原料問屋としては富山で二、三番目の規模にまで成長しました。しかし、いわゆる寄り合い所帯の脆さからか、まもなく経営破綻に陥り、会社を閉じることになります。このとき、せっかくつくった会社だから誰か引き受けてやらないかと、林蔵にお鉢が回ってきました。

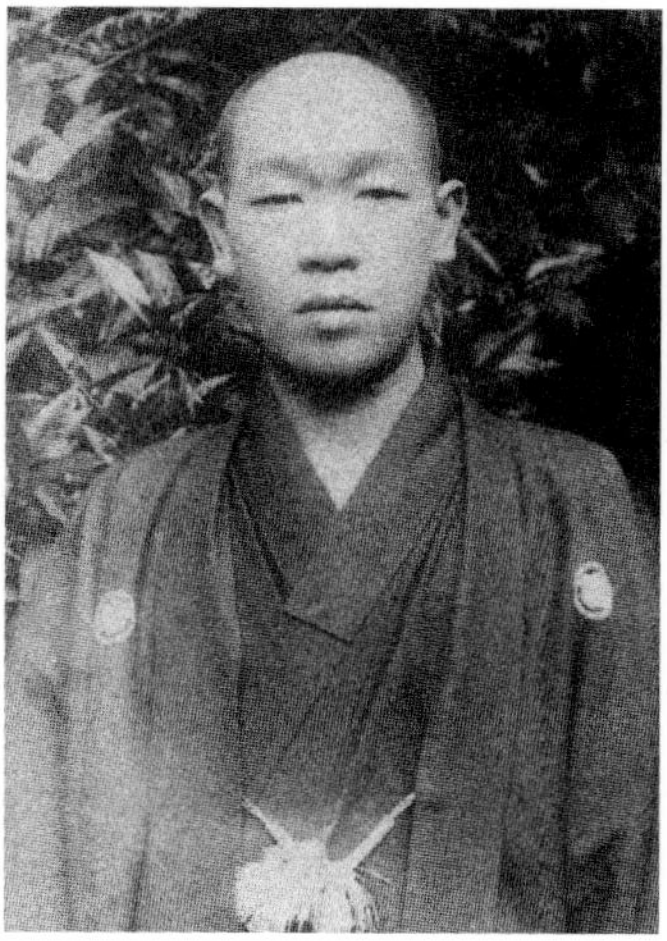

笹山林蔵

「ここまでやったものをもったいないではないか。みんなで応援するから、ぜひ引き受けてくれないか」

当時の経営陣から口をそろえて頼まれ、林蔵は覚悟を決めます。内外薬品創業から二十余年が過ぎ、林蔵は四十六歳になっていました。

林蔵は明治十二（一八七九）年、富山市西大泉にある中川家の次男として生まれました。中川家は近隣の田畑を所有する大地主で、家構えも大きく立派だったそうです。林蔵は幼少期を思いっきりわんぱくに過ごし、やがて富山市金屋の笹山家へ養子に入ることになりました。義母に当たる人は盲目の女性で、卓越した霊感の持ち主だったといいますが、詳しくはよく分かりません。笹山家は子に恵まれず、婦中町の田村家から養女ヤイを縁組みし、林蔵とヤイは夫婦として笹山家のあとを継ぎました。

二人の間には、明治三十九年に長男の順蔵、明治四十一年に次男の梅治が生まれましたが、ヤイは大正二年に若くして他界しました。林蔵はハルと再婚して二子をもうけ、ハルは四人の子を育て上げて昭和四十七年に八十二歳で亡くなりました。

林蔵は気の大きなところがあり、頼まれると断れない性格でした。度胸と強運をそなえた侠客肌で、博打にもめっぽう強かったといいます。のちには「メーカーも先用後利」と語り、つぶれるとわかっている会社や人にも原料を供給し、金を貸し与えました。この性格が魅力となって多くの人を惚れ込ませ、味方をつくっていきました。

会社を引き受けた林蔵は、その日からあちこちを駆けずり回ります。笹山家は資産家というわけではありませんでした。会社を経営していくために、新たな運転資金を用意しなければなりません。連日のように銀行と掛け合う林蔵を助けたのは、実家である中川家の兄でした。兄は弟の決意を意気に感じ、「引き受けたからには成功させる」と田畑を担保として提供しました。その後も、実家の広い田畑のおかげで、林蔵は幾度かの危機を乗り越えました。

大正十四（一九二五）年、会社の整理を終えた林蔵は、内外薬品商会と改称して古鍛冶町（現・三番町）に間口三間の店を構えました。個人企業からの再出発です。折りも折り、薬業界あげての悲願だった売薬税法の廃止がいよいよ間近に迫っていました。富山売薬にもふたたび青空が見えはじめてきました。

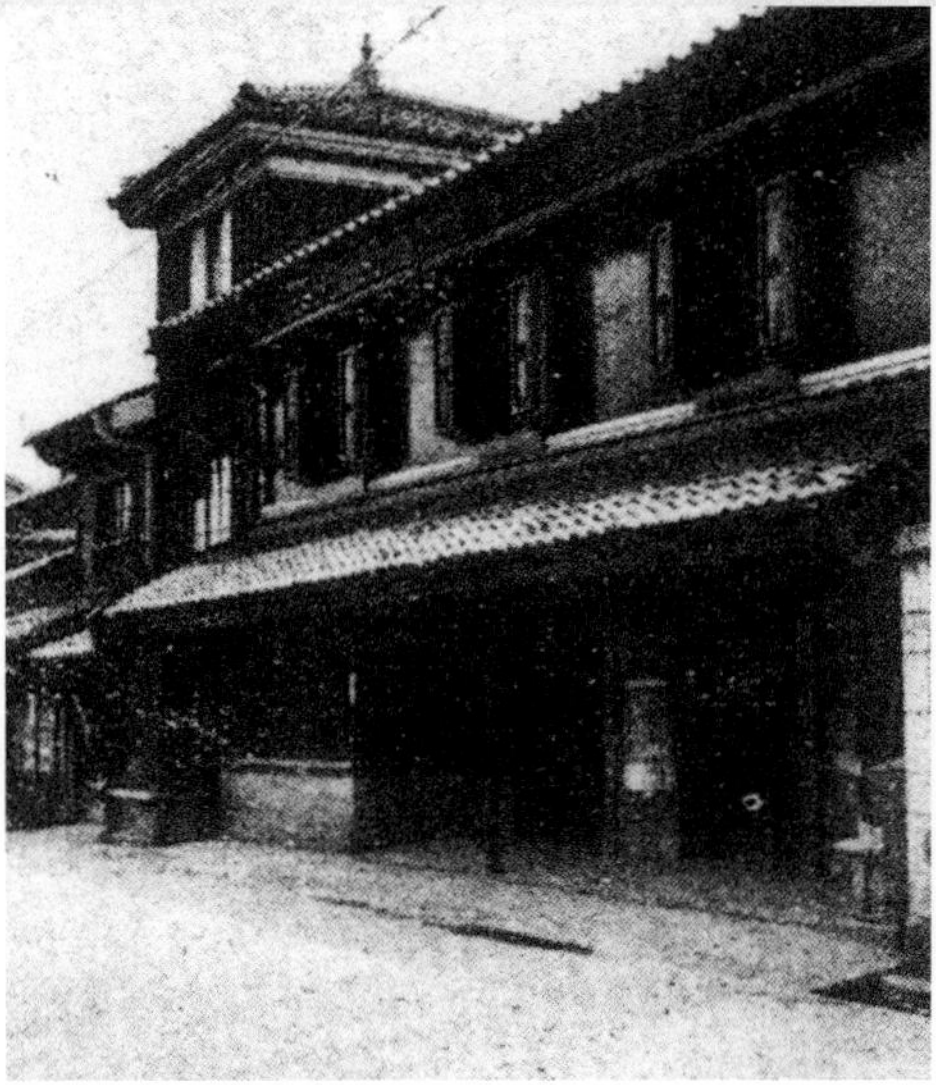

創業のころの内外薬品の店舗

散薬「ケロリン」誕生

内外薬品商会の経営は、けっして楽ではありませんでした。林蔵は営業担当者を引き連れて会社回りを続け、帰りはいつも

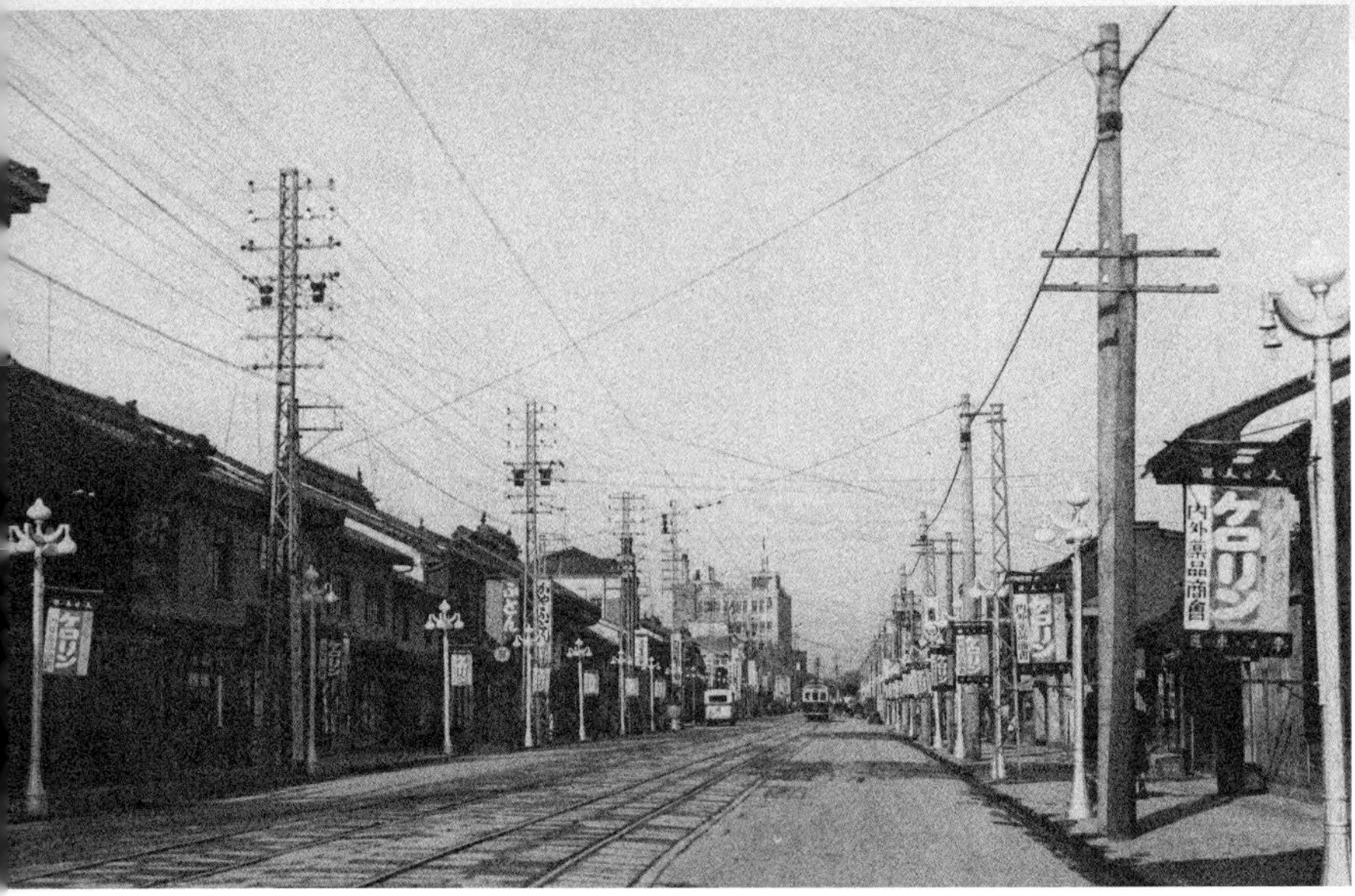

「ケロリン」発売後に看板が並ぶ本社がある通り

十二時を過ぎました。冷や飯に味噌汁のぶっかけが、彼らの夕食の定番でした。その代わり、仕事が成功したときは宝石を買い与えたり、家を建ててやったりと、成功報酬で思いっきり労をねぎらいました。

林蔵は原料を動かすだけでは飽き足らず、次第に製薬へと関心が広がっていきました。富山の薬に新しい発想を加えてみたい。お客さんが喜ぶ新しい薬はないだろうか。林蔵は富山薬学専門学校で学んでいた長男の順蔵に期待をかけていました。

富山の置き薬は和漢薬だけでなく、化学製剤を使った西洋薬も取り入れなければ、時代に取り残されてしまいます。林蔵と順蔵が着目したのは、そのころ流行り出していた水性の薬で、額につけるとスーッとここちよくなる揮発性のものでした。そこで、フランスからアスピリンを輸入し、内外薬品商会の浮沈を賭けて、研究開発に取りかかりました。

アスピリンは正式名をアセチルサリチル酸といい、代表的な解熱鎮痛薬のひとつです。人類の歴史上最も多く利用された薬といわれ、歴史をたどれば、西洋と東洋で鎮痛薬として用いられた柳の樹皮に行き着きます。紀元前にはギリシアの医聖ヒポクラテスが柳の樹皮を熱と痛みを軽減するために用い、中国では唐の時代の書のなかに柳の樹皮を歯痛止めに使うことをすめる記述があります。それから千年以上を経た十九世紀になって、ようやく柳の樹皮から有効成分が抽出され、ドイツのバイエル社から「アスピリン」の商品名で発売されました。しかし、なぜ痛みに効くのかが解明されたのは一九七一年になってからです。イギリスの薬理学者のジョン・ベーンが、アスピリンがプロスタグランジンという身体の痛みを伝達する局所ホルモンの合成を抑えることを報告しました。ベーンはその発見によって一九八二年にノーベル生理学・医学賞を受賞しています。

林蔵と順蔵が慧眼だったのは、効き目の確かなアスピリンに目をつけただけでなく、そこに生薬の桂皮を加えたことです。ケロリンの分包を開けると桂皮の香りが漂います。桂皮はクスノキ科の常緑樹の樹皮で、シナモン、肉桂ともいいます。その歴史はアスピリンよりも古く、原産地は中国南部からベトナムあたりと推測され、世界各地で香辛料や薬として使われてきました。日本には、飛鳥時代に遣唐使が持ち込んで以来、多くの漢方薬に欠かせない生薬として重宝されてきました。奈良の正倉院の宝物のなかには、「桂心」としてケイの樹皮が所蔵されています。日本人に身近な桂皮を配合することによって、和漢薬に馴染んだ人々にもアスピリンを受け入れられやすくしたのでしょう。くわえて、桂皮には健胃作用があり、アスピリンによる胃の負担を軽減してくれます。

アイデアこそ優れていましたが、新しい薬の開発は大きな試練にぶつかりました。水性の薬として製造する過程で、爆発事故を起こしてしまったのです。一人死亡、数人がやけどを負う大惨事でした。ようやく薬剤師として歩き出したばかりの順蔵にとって、大きな挫折となりました。林蔵は亡くなった方への心づくしは当然ながら、やけどを負った数人には、当時評判だった山田温泉でゆっくり湯治をするようにと、長逗留をさせました。医者も手を焼く大やけどを負った大道隆信は、この温泉治療で九死に一生を得ます。その後、大道は林蔵の片腕として、のちには順蔵の懐刀として、笹山親子とともに内外の道を歩むことになりました。「男が一度惚れた人のためには……」が口癖だったといいます。

この事故の後、揮発性のものをやめ、散薬の開発に切り替えていきます。水性の薬は重くなり、家庭配置向きでないとの判断でもありました。そしてついにアスピリンと桂皮を配合した散薬の開発に成功しました。

順蔵はその新しい薬を「ケロリン」と名づけました。ケロリンの名前の由来をよく聞かれますが、はっきりした資料は残っていません。おそらくは、ケロッと痛みが治るということでしょう。結果的に、そのわかりやすさが人々の心をつかみました。ケロリンはそれまでの和漢薬とちがい、効き目が早い、よく効くとたちまち評判になりました。

いよいよケロリンの百年がはじまります。

昭和初期の浪漫文化とケロリン

ほぼ百年変わらない
ケロリンのパッケージ。
描かれた図表から
時代背景が浮かび上がる。

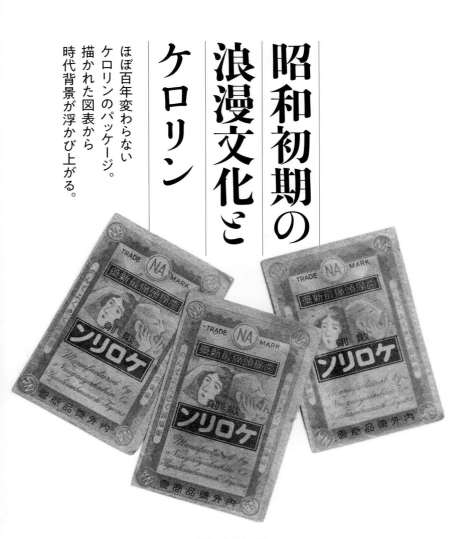

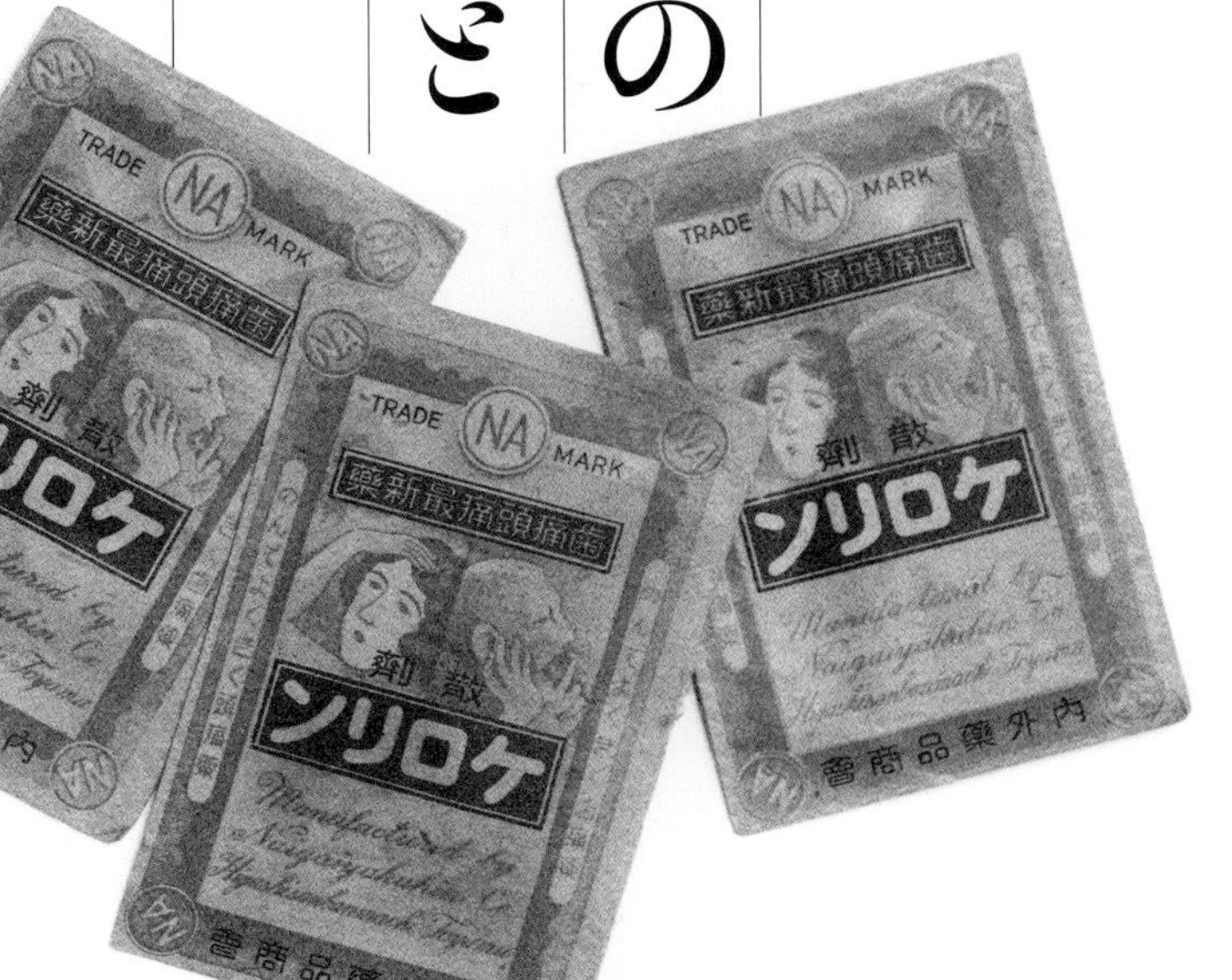

昭和初期のケロリン

百年前のモダンガールも悩んでいた

生田 誠

今年（２０２５年）は、昭和百年にあたるという。一方で、昭和という年代が終わったのは１９８９年（昭和64年・平成元年）だから、まだ40年もたっていない。近頃は「昭和レトロ」という言葉が流行り、当時の風俗を回顧する企画も多いが、60年余り続いた昭和時代の中身を吟味するのは、ちょっと一筋縄ではいかないのである。

そんな昭和という時代がスタートした頃の主人公は、誰だったかというなら、それはまさしく「モダンガール（モガ）」たちだった。一昨年（２０２３年）に新装版が世に出された拙著『モダンガール図鑑』では、はじめにおいて「モダンガールとは、いったい、何者なのでしょうか」と問いかけ、「ひとことでいえば、近代的で新しいタイプの女性です」という答えを出した。大正末期から昭和初期にかけて、颯爽と世の中に登場した彼女たちは、新しい時代の先駆け的な存在で、「先端的美少女」という言葉でも呼ばれた。

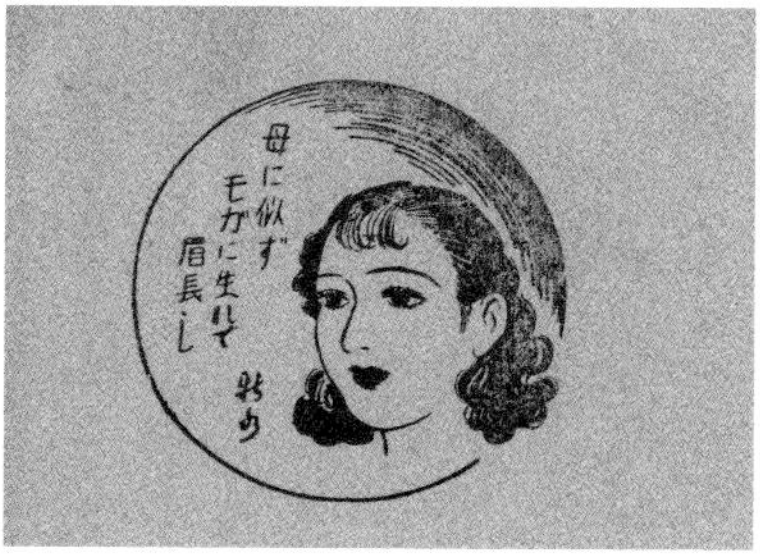

母に似ずモガに生れて眉長し
（スタンプ）川柳雑誌社

そんな女性像について、当時の絵葉書、写真などの画像を集めて紹介したのが私の本で、『モダンガール大図鑑』（旧版名）として出版したのは２０１２（平成24）年だった。そこでは、たくさ

いくたまこと／地域史・絵葉書研究家。1957年生まれ。東京大学文学部美術史専修課程修了。元産経新聞記者。日本を中心にした絵葉書の収集、研究を行う。主な著書に『モダンガール図鑑　大正・昭和のおしゃれ女子』など。

んの企業広告の中のモガたちも紹介したが、今回の本で取り扱われる「ケロリン」のパッケージの乙女も、そのモガの中の1人である。

「ケロリン」の発売は1925（大正14）年で、それは日本で最初に「モダンガール」という言葉が使われた年（1923年）の翌々年にあたる。言葉のお披露目となった読売新聞連載（北澤秀一による「滞英雑記」）では、イギリス女性に対する表現だったが、関東大震災後の社会において、我が国における新しい女性のタイプを表わす言葉となり、モガは一般的な流行語になっていった。

時代を超えたモダンガール

ところで、ある世代の方は、「モダンガール」というのは歌手、シーナ・イーストンのヒット曲では、と思われるのではないだろうか。この「モダン・ガール」は1980（昭和55）年の彼女のデビュー曲で、日本でも翌年（1981年）のオリコン洋楽アルバムチャートで、2週連続1位となった。筆者はシーナより2歳年上で、この曲は大学生時代に聴き、いまでも口ずさむことがある。おぼろげながら覚えていた英語の歌詞だったが、その内容をいま、日本語の訳で確かめてみた。すると、そこには時代を超えたモダンガールの本質があることに気付くのである。それはモガが古くて、新しい存在であることの証明である。自らが求める新しい時代の女性でいながら、古いしがらみに囚われる身であることなのだ。

彼女は、先に映画で見たヒロインに憧れる。映画の中のヒロインがモダンガールなのだ。それはひとりでやっていける女、自由な女である。歌の中では「彼女はモダンガール」「それがモダンガール」と繰り返される。しかし、歌の中の実際のヒロインは地下鉄でオフィスに行き、ルーティンな仕事につく。生きるために。まさにシーナの時代も、100年前のモガ登場の頃も、21世紀の日本も同じである。

モダンガールが銀座の街を闊歩していた時代、1929（昭和4）年封切の溝口健二監督の映画「東京行進曲」の同名の主題歌は、佐藤千夜子が歌って、大ヒットした。歌詞の中にモガという言葉は登場しないが、銀座を歌った1番、丸の内の2番、浅草の3番、新宿の4番という、それぞれの歌詞に、モガらしい女性の恋愛シーンが描かれている。このモガたちはダンサーなのか、タイピストなのか、あるいはバスガイド、デパートガールだろうか。いずれにしても、大都会に生きる職業婦人の物語だった。

職業婦人の現実と理想

シーナの歌った頃のロンドン、いまどきの東京の女子、そして千夜子がいた時代のモダンガール……。いずれも、モダンという現代を生きる若い女性（ガール）には、現実と理想のギャップがあり、恋愛に、仕事に、友人関係に悩みは尽きなかったのである。そうしたモダンガールが縋る術として必要となったものが、有効なクスリだった。それはときに強い酒、頼もしい男、束の間の快楽だったのかも。そして、どうにもならないとき、頼るのが本物の薬。「ケロリン」が世に現れたのは、その時代（1925年）である。女性たちが待望し、必要としていたものが、目の前に登場したことは間違いない。「ケロリン」のパッケージに、悩めるモダンガールが描かれたこと。起用の成功は、いまも現代の女性たちに愛され、服用されていることが証明している。

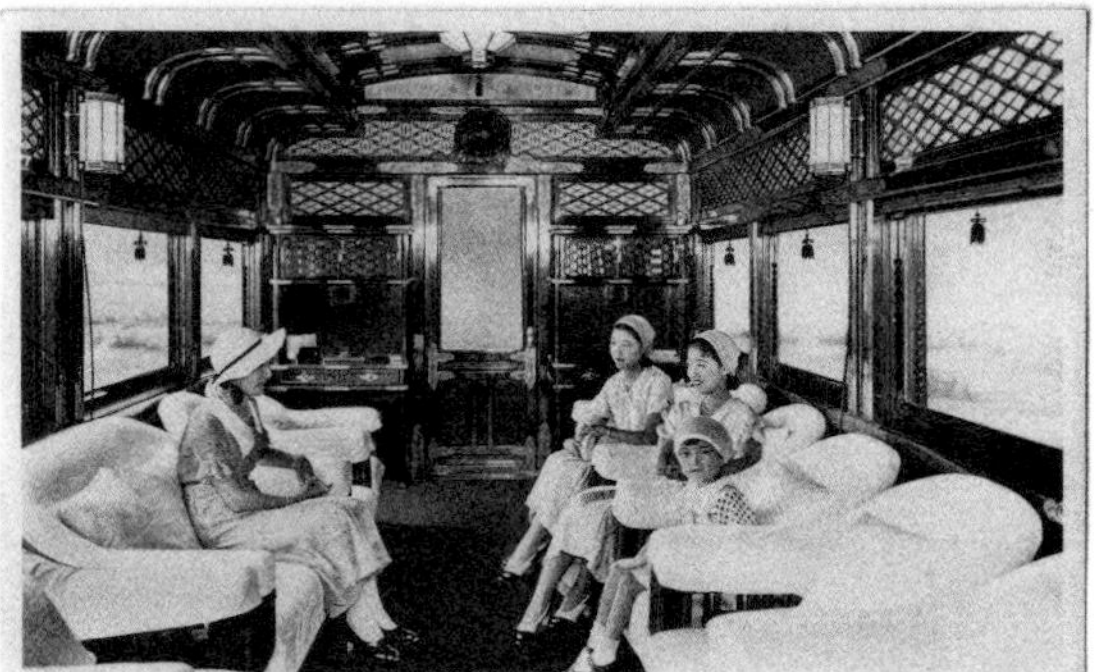

展望車内の女性たち。昭和初期の鉄道省の絵葉書から

昔からついていた見えない「取っ手」

——現代のコピーの視点から昔のケロリン広告を分析する

竹島 靖

あなたは「取っ手の法則」をごぞんじですか？　とってもいいコトバには、「取っ手」がついている。そして、みんな勝手に取っていく。インタラクティブ＝双方向性の関係が生まれ、そのコトバは広まっていく。これが「取っ手の法則」です。インスタの「#」の増殖なんかも一例。

百年前に誕生したケロリンという秀逸なネーミングには、まさしく「取っ手」がついています。①〜③は昭和初期の昔の広告（いずれも新聞など紙の媒体）ですが、この3点に触れて、まず感じることです。

コトバ＝コピーは、広告における最も重要な要素です。誤解を恐れずに書けば、「おもしろいか役立つコピー」でないと、生活者の目を止め、足を止め、売り場で背中を押すことはできません。物にパワーがあれば物を書け、物にパワーがなければ物語を書けという理由です。

広告①と②に書かれている「のんですぐきく」は、わたしの提唱している「コピー48手」の中の「ベネフィット」の技法と同じですね。

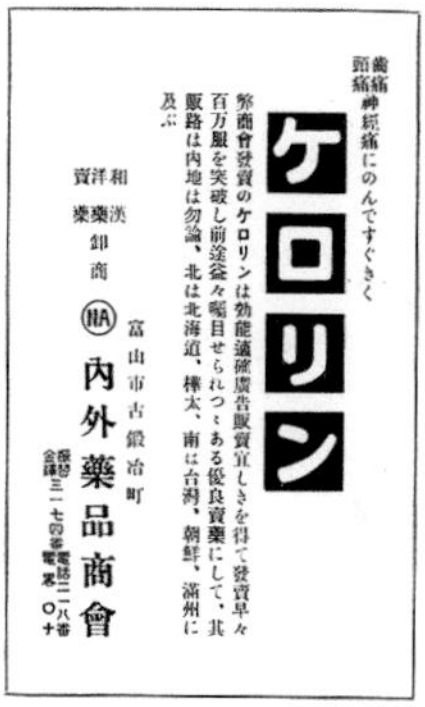

①昭和３年ころの新聞広告（『富山県名鑑』帝国興信所富山支所編より

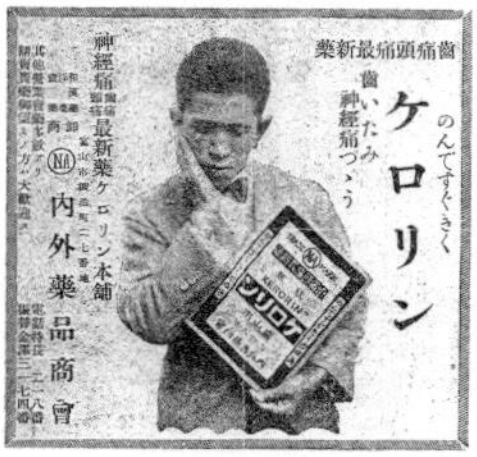

②昭和5年ごろの新聞広告

たけしまやすし／コピーライター。1960年生まれ。「広告界の芥川賞『宣伝会議賞』において金賞・銀賞すべてを受賞したのは、あの糸井重里さんとわたしだけ。日本でオンリーツーのコピーライターです（笑）」（本人談）。2025年『コピー48手』（仮題）を出版予定。

物にパワーがあり、差別化できるため、きわめてストレートで、わかりやすいコピーになっています。現代でいうタイパのいい商品でもあるわけです。ケロッとなおるから「ケロリン」。この商品名自体が、キャッチコピーです。

元祖ケロリンという「ワンの技法」

また広告③に書かれている「元祖ケロリン」。これはわたしが提唱する「コピー48手」中の「ワンの技法」の典型です。つまり「ナンバーワン：1番」、「ファーストワン：1番最初＝元祖」、「オンリーワン：1つしかない」。

さらに広告③の「各地有名薬店ニアリ」は、広告の出口の明示です。富山発祥でありながら、置き薬ではなく、通販ではなく、店売りというチャネル開拓を伴った販売戦略。

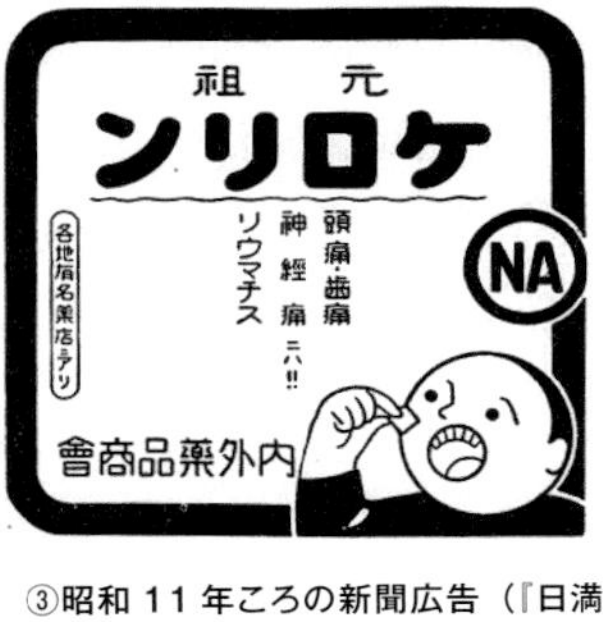

③昭和11年ころの新聞広告（『日満産業大博覧会記念 富山県名鑑』より）

こうしてみると、日本語としての表記じたいは古くなっていますけど、クリエイティブの骨子は普遍的です。

もちろん特筆すべきは、ネーミングの魅力。「ケロリン」は4音という側面も大きいでしょう。4音は日本語を話すわたしたちにとって、とっても心地いい。ニックネームの発生する際も4音は王道です。ロックバンドのエレファントカシマシは「エレカシ」。Ｏｆｆｉｃｉａｌ髭男ｄｉｓｍは「ヒゲダン」。日本共産党の切れ者、山添拓さんは「ヤマタク」。

２０１３年7月には、ツイッターがきっかけになって、アニメ「ケロロ軍曹」とコラボした「ケロロ×ケロリン桶」が発売されています。これは医薬品としての本質とか中身とかではなく、ネーミングを生活者や世間がおもしろがって、楽しんでくれた実例。まさしく、「取っ手の法則」じゃないですか？

ケロリン百年物語②

昭和前期篇

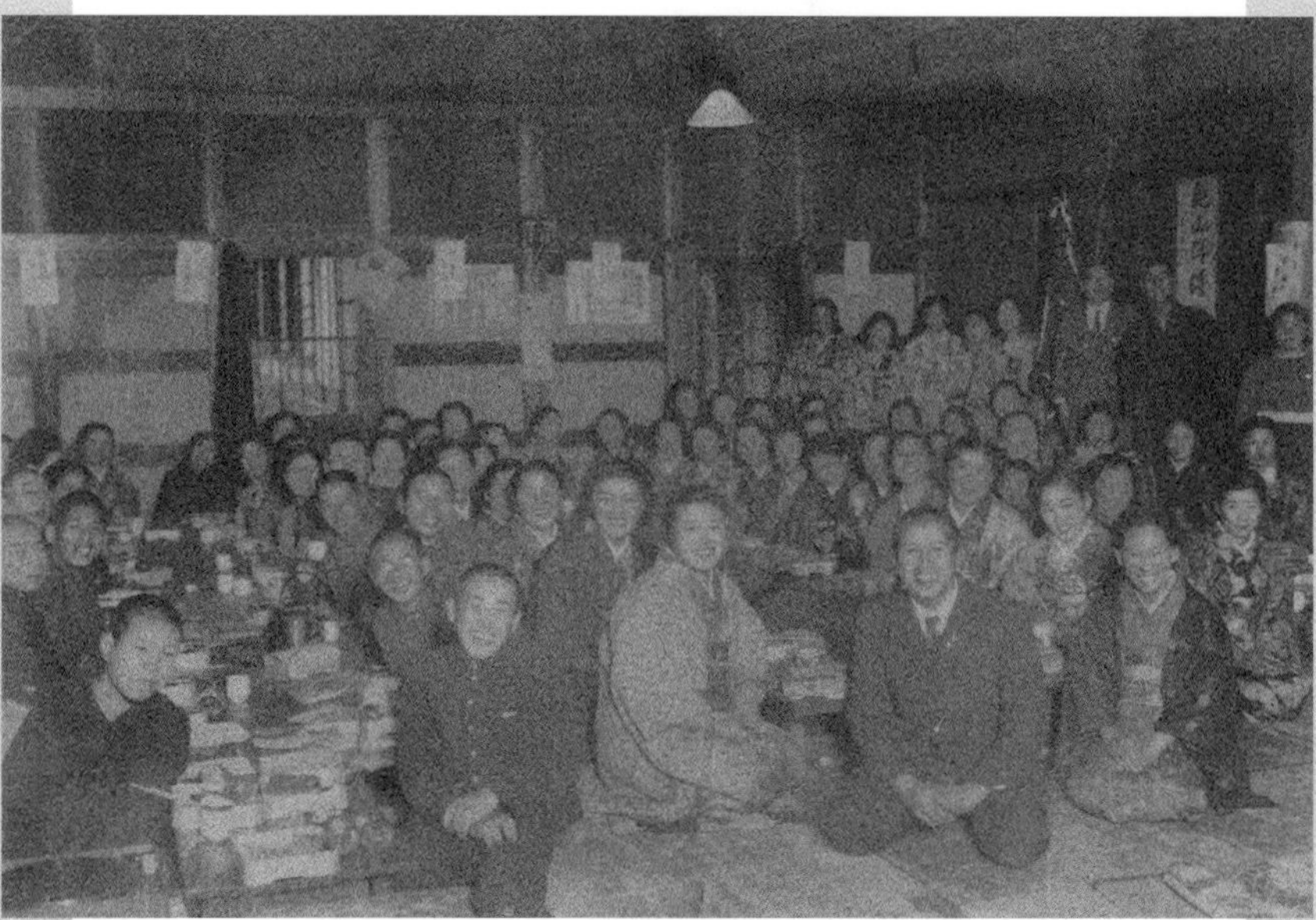

戦前の内外薬品商会社員慰労宴会の様子

戦時下で重要医薬品に認可されたケロリン。
戦後は高まる需要に生産が追いつかない。
類似品対策のための登録商標が認められる。

ケロリンの発売以来、内外薬品商会の店先に人の出入りが絶えることはありませんでした。店に入ると畳敷きの間があり、三方の壁に天井まで届きそうなほど薬種棚が並んでいました。奥の間への出入口には紺の暖簾がかかり、その前に帳場があります。帳場には和服姿の林蔵がしっかりと腰を据えてソロバンをはじいていました。

同じく和服姿で店員を指揮しているのは長男の順蔵です。やわらかな口調でテキパキと指示を出し、店から出るお客さんの後ろ姿に掌を合わせ、いつまでも頭を下げていました。林蔵はその働きぶりをちらりと見やり、再びソロバンに向かいます。林蔵は親類縁者に向かって「順蔵はいずれ富山を背負《しょ》って立つ経済人になるぞ」と期待を込めて語っていました。

ベーブ・ルースとケロリン

富山弁で兄さん／長男のことを「アーハン」といいます。「笹山のアーハン」と呼ばれた順蔵は、話好きな外交タイプではなく、頭のキレる戦略家タイプでした。当時の人口から割り出した明確な数値目標をかかげ、当たりはじめたケロリンを全国ベースに乗せるための策を練り上げました。現代風にいえば、緻密なマーケティングに基づいた大胆な広告戦略を立てたわけです。

順蔵はそのころブームになりはじめていたスポーツ観戦に目をつけました。流行の筆頭はボクシングと野球です。

昭和戦前期のボクシングは、ピストン堀口というスター選手が登場して最初の隆盛期を迎えていました。順蔵はボクシングの試合会場にケロリンの垂れ幕をかけました。人気選手の試合には欠かさず行い、やがて地元出身の選手がのし上がってくると、ガウンの背中にもケロリンの文字が光りました。

昭和九（一九三四）年、ベーブ・ルースを中心とした大リーグ選抜チームが来日し、全日本チームとの親善試合が行われました。スーパースターのベーブ・ルースは日本各地で大歓迎され、彼の人気が日本における本格的なプロ野球誕生の引き金になったと言われています。このときも試合が行われた球場には、ケロリンの大垂れ幕がかけられ、観客を迎えました。こうしてケロリンの名が、知らず知らずのうちに多くの人の目に触れ、全国津々浦々まで浸透していったのです。

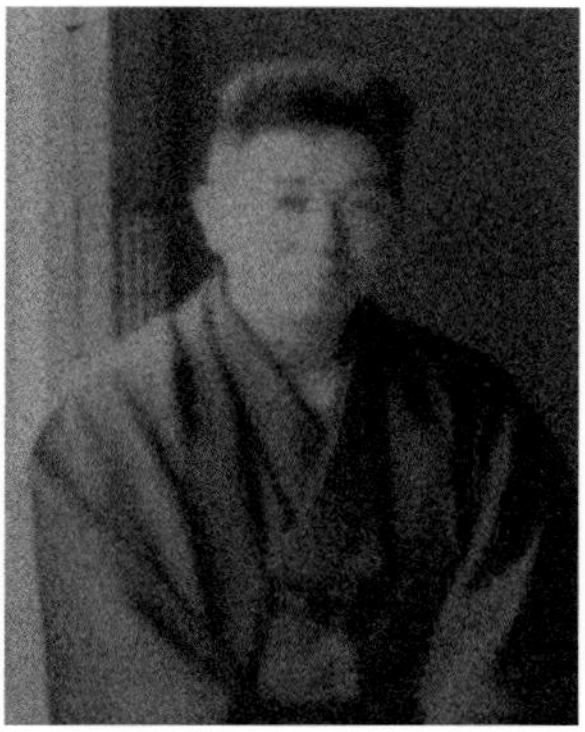
笹山順蔵

ほかにも、映画館や野球場で「ケロリンの○○さ〜ん、ご面会です」と場内呼び出しをかけてもらい、人々の耳にも訴えかけました。

こうした最終ユーザーへの徹底した宣伝効果によって、やがて薬問屋から名指しでケロリンの注文が入るようになりました。人が思いつかない広告媒体を探り、斬新な手法で認知度を高めてきたケロリン商法は、やがて内外薬品のお家芸として引き継がれていきます。

その一方で、順蔵は商人である前に薬剤師でした。番頭の大道隆信には、順蔵が口癖のように語る言葉が耳に残っていました。

「売れれば売れるほど、吟味しろ」

「最高の原料を使え、苦情が出るようなものはやめろ」

「営業担当者・製造担当者は、知ったかぶりをするな」

それは順蔵の薬剤師としての自信と責任、品質へのプライドでした。大量に出回れば出回るほど、小さなミスが企業の命取りになります。徹底した品質管理を行ったからこそ、大胆な宣伝を繰り広げることができたのです。

戦時下の企業合同

順蔵が立てた戦略を実行に移すのは、番頭の大道の役目でした。まさに二人三脚の関係です。接待営業も大道が引き受け、順蔵から「いくら金をつぎ込んでもいい。もとは必ず取れるから派手にやれ」と言われ、女装までして酒席を盛り上げました。のちに大道は長男の英信に「わしがなんで酒が強くなったのか、三味線や踊りを覚えたのか。みんな仕事のためや」と語ったといいます。

順蔵の夢は国内だけでなく、海外にも広がりました。昭和十年頃から、ケロリンは満州、台湾、中国へと進出していきます。大道は順蔵のスケールの大きさに心底惚れ込んでいました。昭和十二年に日中戦争がはじまると、富山の製薬企業を取り巻く環境が大きく変わっていきました。

富山県の産業界はそれまでの繊維工業から、安くて豊富な電力を武器に重化学工業誘致へと方向転換し、そのまま軍需生産へと移行していきます。薬業界においても軍需は大きな市場であり、魅力的でした。順蔵は軍への拡販のために陸軍へ積極的な働きかけを行いました。戦時下には、老舗の金岡又左衛門と中田清兵衛、および新参の長谷川義仁と笹山順蔵の四人が、各々戦闘機「隼」を一機ずつ陸軍に献納したそうです。そのころ順蔵は陸軍の飛行場から帰るやいなや、「今日、軍の偉い人に会えたぞ。うまくいった。これで内外も盤石になった」と、興奮した面持ちで大道に語りました。

しかし、戦争は長期化し、物資の不足が深刻化していきます。輸入に頼る薬品原料はいよいよ入手困難となり、ヤミ売買や代替原料の開発が行われました。順蔵は最高の原料を使うというポリシーを貫いて戦時統制の網をかいくぐり、危ない橋を渡ったこともありました。

順蔵は「待っていては負け、出ることだ」と果敢に攻め続けましたが、戦時統制経済の下で、富山の薬業界においても企業合同が推し進められま

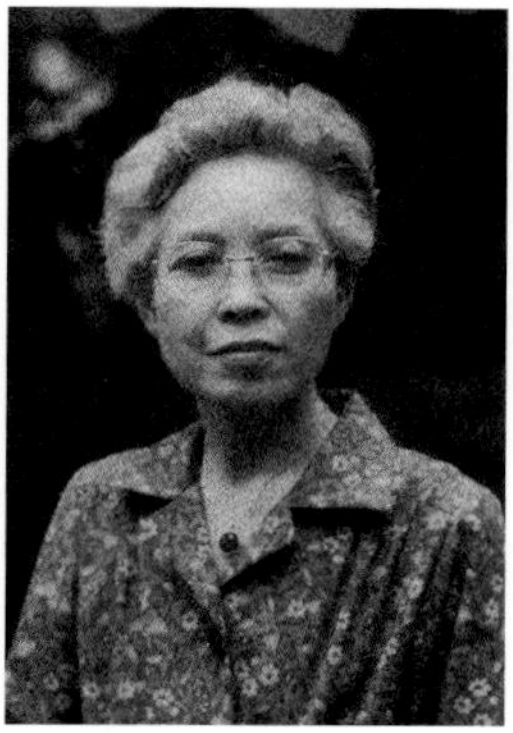

笹山ミドリ

す。当初は一県一社の方針でしたが、歴史と伝統がある業界のため難航し、最終的には十三社になりました。昭和十六年、内外薬品商会が参加した合同会社は、金岡又左衛門を社長、笹山順蔵を取締役にし､社名を第一売薬株式会社（のちに第一薬品に改称）として設立されました。ケロリンは重要医薬品として認可され、その会社で製造が続けられました。

まもなく日本の空をアメリカ軍のＢ29爆撃機が飛びはじめます。富山市への爆撃も懸念されるようになり、ケロリンの製造工場を上滝町（現・富山市上滝）へ疎開させました。昭和二十年八月二日未明、富山市上空に百八十二機のＢ29爆撃機が飛来しました。市街地の九九・五％を焼き尽くし、二千七百人以上の犠牲者を出した富山大空襲です。地方都市としては最大規模の空襲で、富山市は一面の焼け野原になりました。

そして八月十五日、終戦の日を迎えました。

早すぎる死

戦後、企業合同が解体され、内外薬品商会は再スタートを切りました。ケロリンの製造工場は疎開のおかげで戦災を免れ、生産を再開します。戦争中は徴兵や勤労動員によって配置員が激減していましたが、戦地から戻ると男たちは休む間もなく薬を仕入れ、全国に出かけていきました。ケロリンの需要も高まり、すぐに生産が追いつかなくなりました。

しかし、戦争をくぐりぬけて新しい事業展開に挑戦しようとする矢先、順蔵が病に倒れました。レプトスピラ症（ワイル病）という感染症でした。まだ日本にペニシリンが普及する直前で、多くの日本人が感染症で命を落とした時代です。順蔵は肺炎を併発し、終戦から四ヶ月後の十二月、高岡市の自宅で短すぎる生涯を閉じました。まだ三十九歳でした。期待の息子に先立たれ、林蔵の落胆はいかばかりであったでしょう。それから三ヶ月後の昭和二十一年三月、あとを追うように林蔵も亡くなります。六十七歳でした。

先の見通せない戦後の混乱期に、内外薬品商会は屋台骨を立て続けに失ったのです。

それからの笹山家を支えたのは、順蔵の妻ミドリでした。ミドリは水橋町で大きな醤油製造業を営む尾島家から嫁ぎ、順蔵との間に長女の慶子をはじめ五人の娘をもうけました。夫と義父亡きあとの笹山家は女所帯で、慶子はまだ十三歳です。自分がしっかりしなければとの思いがあったのでしょう。ミドリは徹底した質素倹約の生活を実践しました。甥の眞治郎は当時を振り返って、「分け隔てなく接してくれて、子どものようにかわいがってもらったが、腹一杯食べたことはなかった」と語ります。

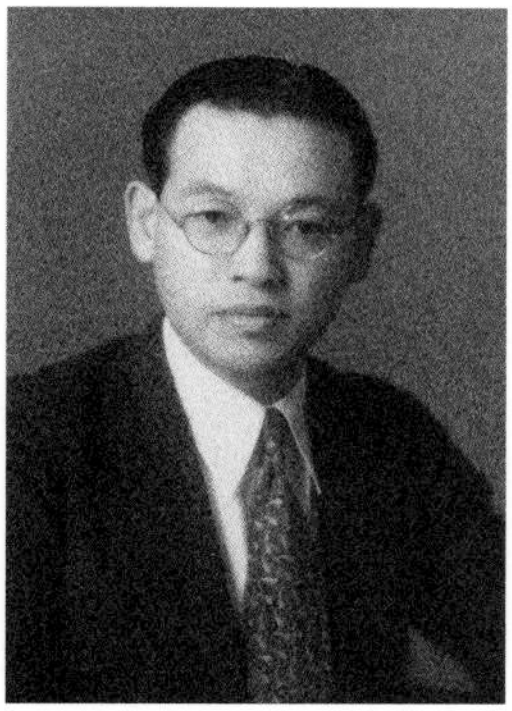

笹山梅治

ミドリは本家を守る責任として、日本社会が豊かになってからも静かで質素な暮らしを営みました。それはまさに家訓ともいえるものであり、終生にわたって愛した茶の湯の心の現れだったのかもしれません。ミドリは世の中の動きをクールにとらえ、理知的で判断力がありました。「背筋の伸びた凛とした人」でした。

ミドリの存在が笹山一族の柱となり、精神的な後ろ楯となって、戦後の内外薬品商会を支えていきました。

商標の行方

内外薬品商会の社長には、順蔵の弟の梅治が就任しました。林蔵の後添えのハルが、「梅治は細心で、順蔵は太っ腹。子どもの頃からそうだった」と語ったように、二つちがいの兄弟はいつも比較されながら育ちました。ハルに子どもができると、梅治は養子に出されますが、腹に据えかねることがあったらしく、しばらくして笹山家に戻りました。このとき、よほど小さな胸を痛めたのでしょう。後年、お年寄りをはじめ社会的弱者に対して優しく接し、「思いやりのあるいい人だった」と言われます。

梅治は早稲田大学を卒業後、いったん不二越に就職し、そのあと家業を手伝うようになりました。昭和十七年には、大東亜薬品交易統制株式会社（現・ダイト株式会社）を創立し、戦後は幅広い事業で商才を発揮していきます。

梅治は兄亡きあと五人の姪たちの後ろ盾となり、内外薬品商会でも采配を振るいました。昭和二十二年、ケロリンの需要増に対応するために、富山市新桜町に丸薬を製造する分工場を、翌年には上滝に充塡機を備えたケロリン専門の分工場を開設し、三工場でフル操業を続けまし

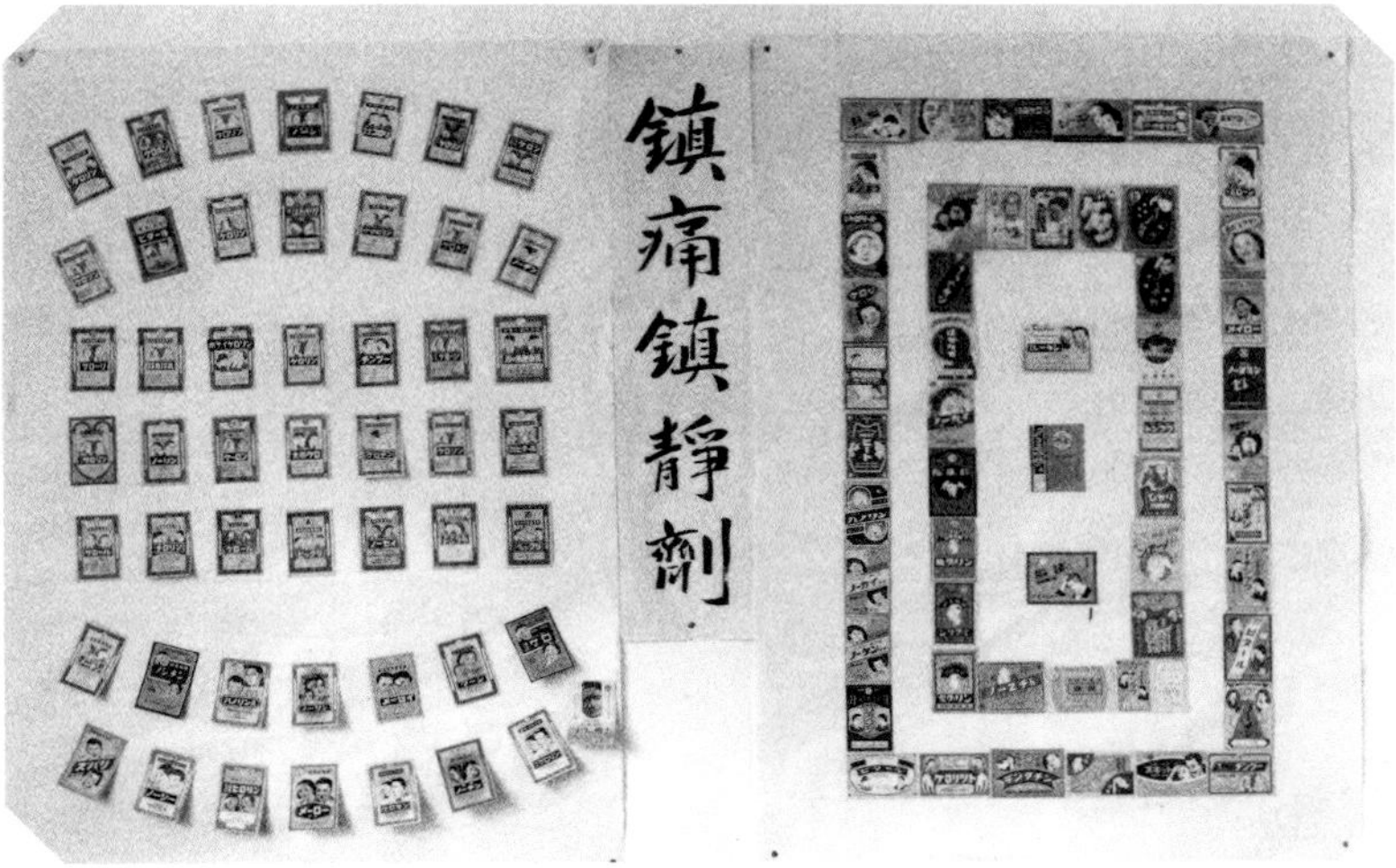

昭和 27 年「富山県薬事研究所落成記念展示会」より

た。梅治は好調な滑り出しに胸をなで下ろします。

当時の薬箱にはケロリンが欠かせませんでした。そのことが分かるこんな逸話があります。昭和三十年、作家の坂口安吾が取材旅行で富山を訪れました。その際、富山出身の作家である堀田善衛の母から「ケロリンはよくききますよ。あれだけは富山の人もみんなのんでいますね。私たちの同窓会でハンドバッグにケロリンいれてない人がなかったほどです」と教わりました。安吾は薬屋で「ケロリン下さい」と言うのを恥ずかしいと感じますが、家に帰ると妻から次のように言われます。

「ケロリンならウチにありますよ。私は毎日のんでるのよ。ほかに鎮痛剤もたくさんあるけど、これも、これも、これも（と茶ダンスの中から色々な鎮痛剤の箱をとりだして）みんなダメ。ケロリンが何よりきくのよ。皆さん、そう仰有るのよ」（『安吾新日本風土記』）

夫の知らないところで、みなケロリンを服用していたのです。

ケロリンは痛み止めの代表的な薬として普及していましたが、一方でその人気ゆえに、内外薬品商会は大きな難問に直面していました。戦前から続いていたケロリンの商標権の問題です。ケロリンの売れ行きをみて、勝手にケロリンの商標を使用して製造販売する事例が続出していました。梅治は「このまま放置してはおけない。今、決着をつけておかなければ、大変なことになる」と意を決し、本腰を入れて動き出しました。

最も頻繁に類似のケロリンが出回った昭和二十年代、梅治は製造業者や消費者に対する注意広告を何度も新聞に掲載しました。しかし、類似商標を使用する業者はあとを絶たず、長期にわたって裁判で争われました。争点はケロリンが頭痛・歯痛薬を表す普通名称化しているか否かで、家庭薬のなかには「正露丸」のように商標として認められなかった例もあります。最終的には内外薬品商会の主張が認められ、内外薬品商会の商標「ケロリン」は不動のものとなりました。

戦後の復興をとげ、日本はまもなく高度成長期に突入します。日本人の生活様式が大きく変わりはじめるなか、ケロリンも旧態依然としたままでは生き残れません。もっと多くの人にケロリンを知ってもらうには何をすべきか。

いよいよケロリン桶の登場です。

CMソング
とケロリン

楠トシエが歌い、
あまりにも有名な曲
「ケロリン青空晴れた空」の秘密を探る。

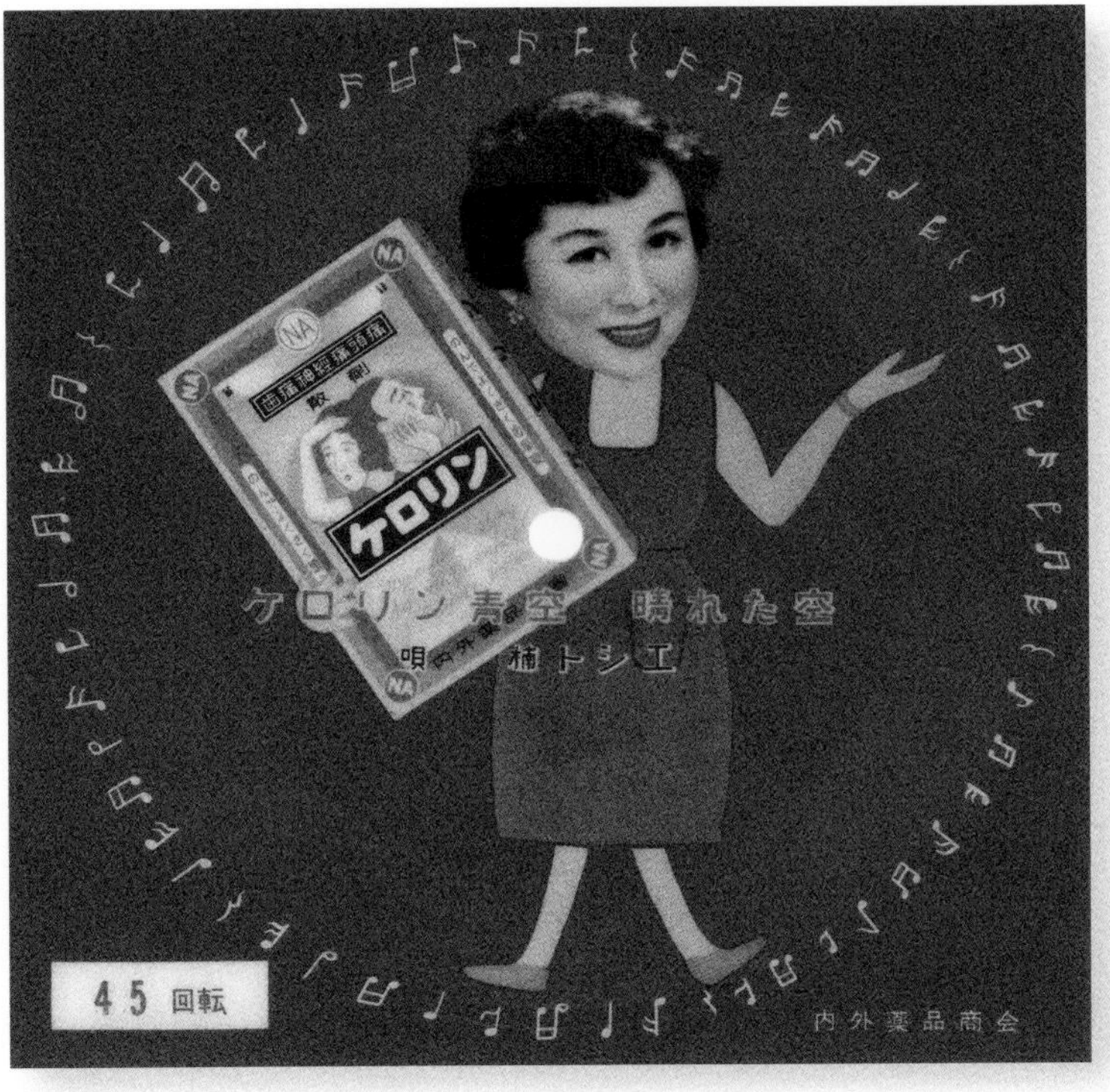

作詞・サトウハチロー、作曲・服部良一

リズムに隠された謎

輪島裕介

「ケロリン青空晴れた空」は1958年にコロムビアレコードからSP盤が発売されている。1951年の民間放送開始後に現れた新たな曲種であるCMソング（当時多く用いられた呼称としては「コマソン」）の多くは、後述する三木鶏郎とその一派をはじめ、特定のレコード会社に所属しないスタッフによって、録音物の発売を前提とせずに制作されたため、当時としては異例のことだ。

本稿執筆資料として送ってもらった写真によると、「サトウハチロー作詞・服部良一作曲」というクレジットの下に、「コロムビア　オーケストラ」とだけあり、歌手の名は記載されていない。日本流行歌史上屈指の大名曲「胸の振子」（1948）を生んだサトウと服部は、この時点ですでに大御所の地位にあった。どちらも戦前から多方面で活躍したが、レコードに関しては両者ともコロムビアの専属（服部は戦後ビクターとも契約）だった。

レコード盤にクレジットされていない歌手は、当時「コマソンの女王」と呼ばれた楠トシエ。彼女は、戦後放送音楽のパイオニアである三木鶏郎の楽曲の歌手として知られていた。放送を活動の中心としていたため、特定のレコード会社と契約しておらず、そのためクレジットされなかったのだろう。彼女は、トリローの門下に属しながら、服部にジャズ・コーラスを習ってもいた。その関係で、服部作曲・楠歌唱という珍しい顔合わせが

わじまゆうすけ／音楽学者。大阪大学大学院人文学研究科教授。1974年石川県生まれ。著書に『創られた「日本の心」神話』、『踊る昭和歌謡』など。

実現し、レコード化されたと考えられる。SP盤の数年後、販促用に制作されたと思われるソノシート（この新メディア自体、1958年にフランスで発明されている）では、対照的にケロリンのパッケージを抱えた彼女のイラストがジャケットに大きく掲げられているのも面白い。

「コマソン」という曲種は、楠トシエの師匠にあたる三木鶏郎の発明といえる。占領期にNHKラジオ番組『日曜娯楽版』の1コーナー、「冗談音楽」で毎週時事的な音楽コントを新作し、「僕は特急の機関士で」などキャッチーな挿入歌を連発することで一世を風靡する。占領終結後、政治的圧力で同番組が終了すると、民放ラジオ（のちテレビ）に移って活躍する。民放特有の形態である「コマソン」の最初とされる「ボクはアマチュアカメラマン」は、小西六（現コニカミノルタ）提供の「冗談ウエスタン」のなかで放送された。スポンサーの商品である写真機を主題にしているが、会社名も商品名も出てこず、5番まである歌詞の中で「ぼく」は毎回写真撮影に失敗している。

つまり、番組の中で毎週放送される、番組コンテンツの一部でもありスポンサーの宣伝でもあるような曖昧な地点から「コマソン」という新曲種が生まれたのだ。

2拍子と3拍子が同時進行

歌詞が3番まであり、フルバンドとコーラス（服部リズムシスターズ）を配した贅沢なつくりの「ケロリン青空晴れた空」は、ラジオ時代のリリカルなコマソンの、もしかしたら最後の傑作といえるかもしれない。というのは、1959年には、野坂昭如といずみたくがトリローの「冗談工房」から独立した、口紅のラジオCM「キスミー・セクシー・ピンク」でムーディーなお色気を湛えたキャッチフレーズの連呼という新機軸を打ち出し、さらにテレビ時代になると、15秒や5秒の短いCM枠が生まれ、短い時間に会社名や商品名を連呼するインパクト重視のジングル的なスタイルが主流になってゆくからだ。

と、歴史的な事柄をまとめつつ、資料として送られた譜面を眺めながらウェブサイト掲載の「一家に、一箱篇」と「モバイル　ケロリン篇」を徒然に見ていたら大変なことに気づいてしまった。服部良一は、この曲を単なる3拍子のワルツ曲としてではなく、この時期の彼のリズム実験の一環として書いたのではないか、とひらめいてしまったのだ。

　わかりやすくいうと、

ケ—ーロ—リン—ケ—ーロ—リン—あ—ーお—
1　2　3　1　2　3　1　2
ぞら—は—ーれ—たそ—ら—ー
3　1　2　3　1　2　3

という3拍子リズムでとるのが一般的だが、同時に、

ケー—ロリン—ケー—ロリン—あー—おぞら—
1　2　1　2　1　2
はー—れたそ—らー
1　2　1

　という2拍子でもとれる。実際、「一家に、一箱篇」と「モバイル篇」はこのリズムで編曲されている。そして、これは偶然というより服部自身が仕掛けたものだったのではないか？　楽譜でも、少なくとも最初の4小節（「雪空雨空くもり空」）は、楽譜に記してある4分の3拍子よりも8分の6拍子（8分音符3つを1拍ととらえる2拍子）を想起させる音符の書き方をしている。

　このリズムは、2拍子と3拍子が同時進行する、サハラ以南のアフリカと、その影響を受けた南北アメリカ音楽でも見られる、基本的なポリリズム（またはクロスリズム）なのだが、服部は、笠置シヅ子が歌った「ボン・ボレロ」（1952）や「ジャジャムボ」（1956）で試している。前者では日蓮宗の「南無妙法蓮華経」の6拍の太鼓からヒントを得たことが曲中で示され、後者は、当時流行の新リズム「マンボ」に対抗する日本オリジナルのリズムとして提示されている。日本では成功しなかった「ジャジャムボ」は1960年に香港映画『野玫瑰之戀』劇中歌「説不出的快活」としてカバーされ大成功し、現在でもよく知られたスタンダードとなっている（この

あたりの話は拙著『踊る昭和歌謡』を参照されたい)。

ぜひ口ずさんでほしい

もしかすると、「ケロリン青空晴れた空」が、65年以上にわたって陳腐化することなく愛されてきた理由の一端は、この単純ながらも奥の深いリズムの工夫にあるのではないか。もちろんこの仮説を実証することは難しい。それでも、サトウ・服部の「胸の振子」の系譜だけでなく、笠置の「ボン・ボレロ」や「ジャジャムボ」の系譜上に楠の「ケロリン」があると考えるだけでも心躍ってしまう。

ぜひ「ケーロリンケーロリンあーおぞらはーれたそらー」を2拍子（8分の6拍子）を感じながら口ずさんでみてほしい。お上品なワルツとは異なる、より躍動的で解放的な青空のイメージが広がるに違いない。

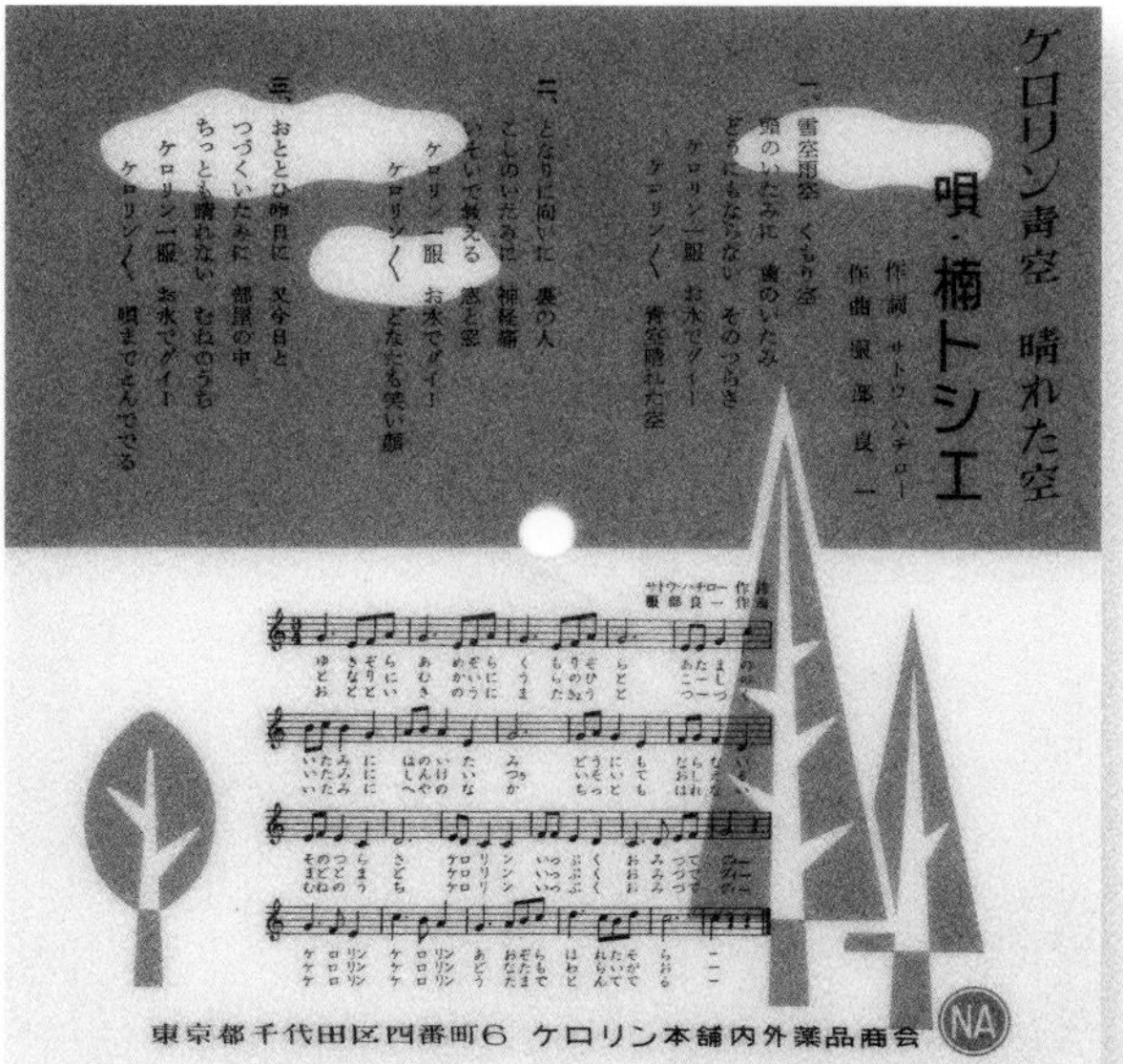

ソノシート「ケロリン青空晴れた空」裏面

銭湯にも、東京タワーにも……

泉　麻人

僕は１９８０年代の中頃から15年くらい週刊文春で時事ネタのコラムを趣向を変えながら連載していたが、95年の5月から1年間ほど「週刊ヱビスランチ」のタイトルでやっていた見開きの企画では「ケロリン」さんのお世話になった。トレンディーなカワラ版のようなイメージだったので、新聞らしい短冊形のタイトルの下に、よくある小さな囲み広告を入れたいな……なんていう話になって、毎回「ケロリン」のパッケージを象った四角い広告をもらっていた。といっても、あくまでデザイン的な扱いだったので、いちいち広告料が発生したわけではないんだけれど、オデコに手を当てた頭痛の女性と頬に手を当て汗を滴《したた》らせた男性……を描いたコミカルなイラスト広告は、僕のコラムページに良い塩梅の味を付けてくれた。

ちょうどその頃、雑誌の対談か何かで知り合った庶民文化研究家の町田忍さんは、日本の薬の歴史にくわしく、また銭湯研究の第一人者でもあったので、ケロリンのこともよく話題に上がった。とくに90年代の後半の当時はケロリンの名を入れたプラスチック製の風呂桶が話題になり始めた頃で、渋谷のロフトの売場に鮮やかな黄に赤字でケロリンと記したスーヴニール風の新品風呂桶が陳列されていた記憶がある。このとき、銭湯でたまに見掛ける、白っぽい薄黄色のケロリン桶の方が古くてレアなのだ……なんて話を町田さんから聞いた気がする。

銭湯の湯桶というのも奇抜な広告媒体といえるが、ケロリンはおやっ？　と思うようなところに

いずみあさと／コラムニスト。1956年、東京生まれ。東京や昭和、サブカルチャーなどをテーマにしたエッセイを発表。テレビ、司会等でも活躍。『昭和50年代東京日記 - city boysの時代』など著書多数。

広告を仕込む薬品本舗として知られていた。いつの頃から登場したのか定かではないけれど、大阪のJRの梅田駅だったか、地下鉄の駅の方だったか……乗客が上がる階段の各段の間にケロリン、ケロリン、ケロリン……と、品名広告がずらーっと続いていた時期があった。あれは大阪でしか見たおぼえがなかったが、なんとなく大阪の人にハマるギャグセンスだと思った。その時代の大阪の子供が、階段のところでケロリン、ケロリン、ケロリン……と呪文のように唱え続け、横から「もーえーわ」とオカンにツッコまれてるシーンが目に浮かんだりする。

東京タワーのケロリン広告

東京の駅階段でケロリン、ケロリン……に出会ったことはなかったが、東京タワーの展望台にケロリンの小さな広告が掲げられていた時代があった。

といっても、僕がその広告に気づいたのは実際に東京タワーを見物しに行ったときではなく、映画だ。古い邦画をDVDで眺めている際に目にとまったのである。いずれも好みの東宝娯楽映画なのだが、まずはクレージーキャッツの主演シリーズの1つ「クレージーの怪盗ジバコ」。北杜夫の原作をもとに、植木等がC調なジバコを演じる1967年（10月下旬公開）の1作だ。

ジバコの植木が〝女スパイ〟めいた浜美枝（犬塚弘扮する社長の愛人秘書）とタワーの展望台で外景を眺めるシーンで、窓の脇に黒地でケロリンと黄で記した札型の看板がいくつか確認できる。

さらにもう1本は翌年1968年（11月公開）の「コント55号　世紀の大弱点」。萩本欽一と坂上二郎のコンビ、コント55号はこの年一気にブレイク、頭にその名が冠されるような映画が作られるまでになった。2人がポンコツな雑誌編集部の記者とカメラマンとして活躍するこの映画、彼らの登場シーンではないのだが、ホステスあがりのカワイコちゃん女流作家として売り出す水垣洋子とそのゴーストライターを務める中年作家の上田吉二郎が逢引、そこに上田の妻の曽我町子が押しかけてくるタワー展望台の場で、「ジバコ」と同じ窓脇にケロリン広告が映りこんでいる。

東京タワーがロケ地に使われている映画はいくつもあるけれど、たとえば「いつでも夢を」（1963年）で、吉永小百合が橋幸夫の母親の飯田蝶子をタワー展望台に案内してやるシーンにケロリン広告は見当たらないから、1960年代後半くらいに掲示されたものかもしれない。

CMソングの女王・楠トシエ

ケロリンのおなじみのCMソング（青空晴れた空）は1958年に作られて〝CMソングの女王〟楠トシエが歌った。数々のCMソングを手掛けた三木鶏郎の研究本を以前書いたことがあったが、これはトリローの作品ではなく、サトウハチロー（詞）と服部良一（曲）によるものらしい。自らジャズバンドを率いていた三木鶏郎は、ある時期、服部良一の仕事をかなり意識していたようだから、このCMソングについてどんな感想をもっていたのか……気になるところはある。もちろん、楠トシエもトリローCMの常連だった。

三木はケロリンCMが作られた時期、ルル、ポポン、仁丹……いくつも薬品系のCMソングを世に出していたが、ケロリンと同じく行商スタイルの置き薬として広まった新潟・毒消し本舗の「毒消しゃいらんかね」という曲を宮城まり子の歌でヒットさせていた。「ユーモア劇場」というNHKのラジオ番組から生まれた、CMというより行商女性の日常をコミカルに歌ったわらべ歌のような感じの曲だったが、そういえば本当に幼い頃まで、わが家にも新潟や富山あたりから置き薬の行商がやってきた……という記憶がある。

おばさんやおねえちゃんに限らず、おじさんがきたこともあったような気がするが、町の薬屋ではあまり見掛けない、ちょっと古くさい感じのパッケージの薬をいくつかカバンから取り出してセールスする。ケロリン（名をいじったケロリなんて亜流だったかも）もそういう場面で初めて見たのかもしれない。

それはともかく、商品の薬以上によく覚えているのは、オミヤゲにくれたぼやけた赤や緑の配色のセロファン紙の風船。プーッとふくらませて、あそんでくれた光景が思い浮かんでくる。

ケロリン百年物語③

昭和後期篇

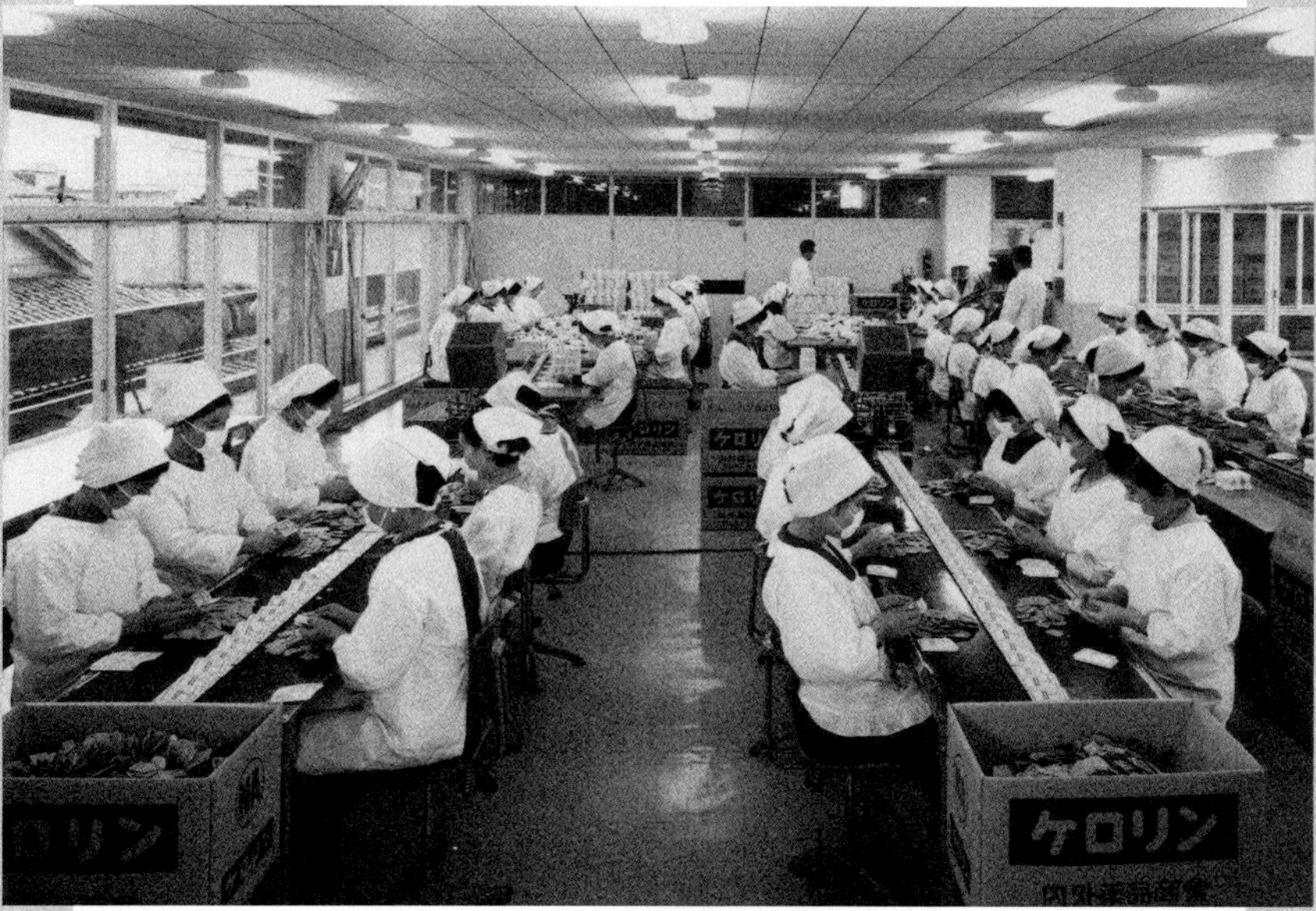

昭和 43 年のケロリン製造工場

高度経済成長と東京オリンピックに沸く日本。
時代の変化に合わせて配置用から店舗用への
挑戦のため独自の広告戦略を繰り広げてゆく。

翌年の東京オリンピックに向けて急ピッチで準備が進む昭和三十八（一九六三）年、広告付き桶を発案した山浦和明はスポンサーを探して、日本全国を駆けずりまわっていました。当時から広告に積極的だった日本酒、化粧品、薬の業界に狙いを定めて何百社と売り込みましたが、「商品名に垢がつく」とけんもほろろでした。山浦はあきらめずに営業活動を続け、日本海側をまわって富山にたどり着いた際、たまたま内外薬品商会に飛び込みます。そのとき応対に出た専務から「副社長の忠松さんがこういうの好きだから、会ってみるといいよ。今は東京出張中だけどね」と言われました。

山浦は早速、東京営業所を訪れました。木造の建物はまるで旅籠のようで、ステテコ姿の笹山忠松が床をギシッギシッと鳴らして現れました。山浦が熱心に語る話を忠松はスイカをかじりながら聞いています。

「しまった。間違えたかな」

山浦はとっさにそう思いました。それが山浦と忠松の出会いでした。

お寺の子

忠松は大正十五（一九二六）年、金沢市の少林寺に中野家の次男として生まれました。少林寺は現在の片町に近い伝馬町にあり、兄の松禅とともにそばを流れる犀川でよく遊び、川向かいの子らとしょっちゅう喧嘩していました。しかし、さすがに寺育ちのせいか慈悲の心をもち、戦後、犀川の新橋の下に住む貧しい人たちのために、家から鍋を持ち出して食べさせていたそうです。そんな性格を見抜いていた兄は、弟は寺に向くと考え、仏教系の駒澤大学への入学を勧めました。

しかし、忠松は終戦直後のキャンパスで自由を謳歌します。学徒出陣から帰って復学した兄が目にしたのは、大学祭の壇上でピカピカの帽子をかぶり、応援団長よろしく声を張り上げている弟の姿でした。そして、兄より一足先に卒業した忠松は僧籍に入らず、金沢市役所に就職しました。思いがはずれた兄とともに、もう一人、この就職を心配していた人がいます。笹山ハルは、孫娘の慶子のことを思ってやきもきしていました。

笹山順蔵とミドリの間には五人の娘があり、母ミドリが下の娘たちの子育てに忙しい間、長女の慶子はハルおばあちゃんの手で育てられました。ハルはよく慶子を連れて、少林寺へお参りや相談に通っていました。昭和七年生まれの慶子は、忠松と六つ違いです。わんぱくだが、やさしいところもある忠松は、慶子と一緒に片町あたりを歩いたり、何かと面倒をみてやったりしていました。そのうちに慶子は淡い想いを抱き、ハルも忠松の人柄を見込んで、二人の結婚を切望するようになっていました。

「忠松さんと結婚できなければ、もう誰とも結婚しない」

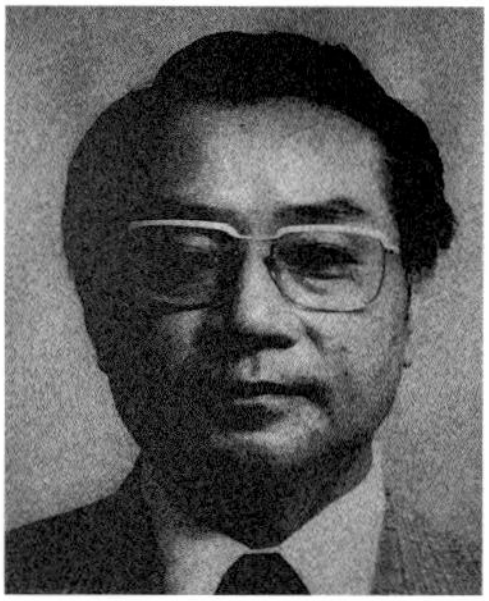

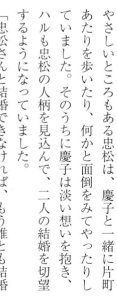

笹山忠松

慶子は勇気を出して母に訴え、結婚話が動き出しました。兄の松禅は忠松に「兄が寺の跡を取る、弟が社会に出る。それでいいか？　寺とはわけがちがって、つらい目にあうかもしれんぞ」と言いました。忠松はすべてをのみこんで慶子との結婚を選び、内外薬品商会を背負っていくことになりました。

忠松二十五歳、慶子十九歳、昭和二十六年の秋のことでした。

ＯＴＣ（薬局・薬店向け）へのチャレンジ

忠松は結婚前に金沢市役所を辞め、原料薬品を供給していた辰巳化学に勤めて仕事を覚えてから、内外薬品商会に入社しました。忠松は外から入った者ゆえに、会社の将来を冷静に見通していました。

内外薬品商会はケロリンをはじめ配置用の薬の生産が好調でしたが、全国に薬局・薬店が増え、消費者が薬を選べるようになってきました。このまま配置用だけでは先細りになると予感した忠松は、ケロリンを薬局・薬店にも置いてもらうことを提案します。しかし、戦前からの商法を守る番頭たちには、忠松の積極策が無謀としか映りませんでした。忠松は説得が無理とみるや、とにかく実績をつくろうと若い営業マンを引き連れ、自ら陣頭に立ってケロリンの全国キャンペーンに出発します。ケロリンの名入りの車を十二、三台も連ねたキャラバン隊を率い、全国の薬局を回りました。

予想はしていたものの、実績はそう簡単には上がりませんでした。どこへいっても「売薬の薬なんて店に置けません」と言われ、相手にもしてもらえません。そのとき忠松が考えたことは、はからずも順蔵と同じでした。「まずはケロリンの名前を知ってもらい、消費者が薬局へ名指しで買いに行くようにしよう」と、ケロリンの新しい広告戦略をスタートさせました。

戦後すぐはラジオの時代で、昭和二十六年から民間放送局が続々と誕生し、巷にCMソング（コマソン）が流れ出ていました。忠松もコマソンの制作を決意し、昭和三十三年に「ケロリン青空晴れた空」が完成しました。作詞・サトウハチロー／作曲・服部良一／歌・楠トシエは、当時の豪華メンバーです。この歌はソノシートもつくられ、消費者プレゼントやキャンペーンの販促ツールとして活用され、売上増に大きく貢献しました。また、キャラバン隊もつねにコマソンを流しながら、北へ南へと走り抜きました。

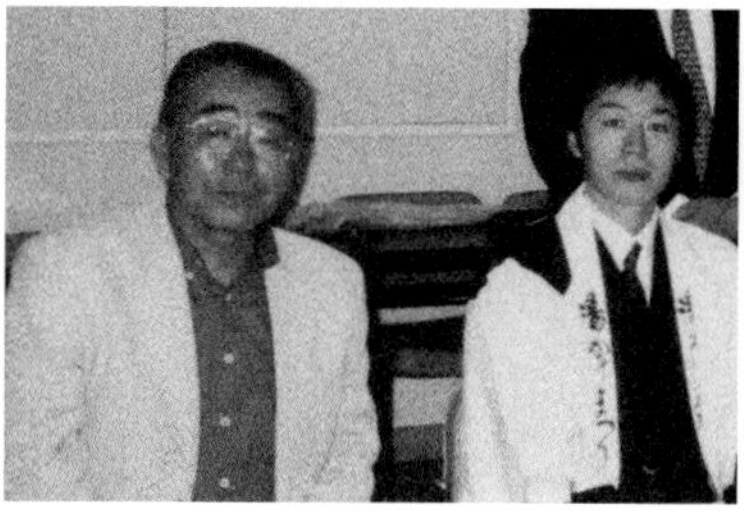
左が山浦和明、右は笹山敬輔

しかし、実績は上がっても非難の声が止みません。社内からは「広告費を使いすぎる」「社員を連れて大名旅行とはなにごとか」とやっかまれ、配置薬業界からは「消費者の配置離れを促進するものだ」と白い目でみられました。

社内外に理解者を得られず孤軍奮闘する忠松に、やがて思いがけない協力者が現れます。それが十四歳年下の山浦和明でした。

ケロリン桶事始め

山浦はもともとディーゼル機関車の営業マンでした。昭和十五年に現在の東京都台東区上野に生まれ、高校を卒業して三菱日本重工業の代理店に入社し、北海道で国鉄に機関車を売り歩いていました。山浦の人生を変えたのは、宿泊先の登別温泉で目にしたアルミ製の桶でした。桶の底を見ると、会社名を記した板が張りつけられていました。

「これは商売になるかもしれない」

当時は全国に二万三千軒の銭湯があり、桶は有力な広告媒体になるとにらんだのです。

山浦は会社を辞め、桶の開発に着手します。製造は群馬県高崎市にある関東プラスチック工業に依頼しました。材質は熱に強く、耐久性のあるポリプロピレン樹脂を採用し、木桶のタガにヒントを得て段差をつけました。段差のおかげで持ちやすく、積み重ねても底が密着しません。肝心の広告の文字は表面に印刷しただけではすぐに剝げてしまうため、「キクプリント」という特殊技術を使いました。熱処理して樹脂の中にインクを染み込ませる、いわば入れ墨と同じ原理で、何年経っても文字が消えません。こうして日本初、いや世界初のコマーシャル桶が誕生しました。

試作品を手にスポンサーを探し回るなか、忠松に出会います。山浦の思いが通じたのか、忠松は「おもしろいね」と即決し、すんなり独占契約が決まりました。内外薬品商会が広告料を支払い、銭湯は桶を安く買えるという仕組みです。山浦は内心に不安を感じながらも、東京駅の八重洲口と銀座にあった「東京温泉」に試験的に入れてもらうことになりました。

評判は上々でした。そのころ銭湯は木桶を使っていましたが、保健所が衛生面を理由に合成樹脂へ変えるように指導をはじめたことも功を奏しました。当初は白いケロリン桶でしたが、汚れが目立つために赤や青など何種類もの桶を試作し、最終的に黄色に落ち着きます。また、高足つきの髪洗い桶や、かけ湯をする習慣がある関西用にひとまわり小さい桶もつくりました。

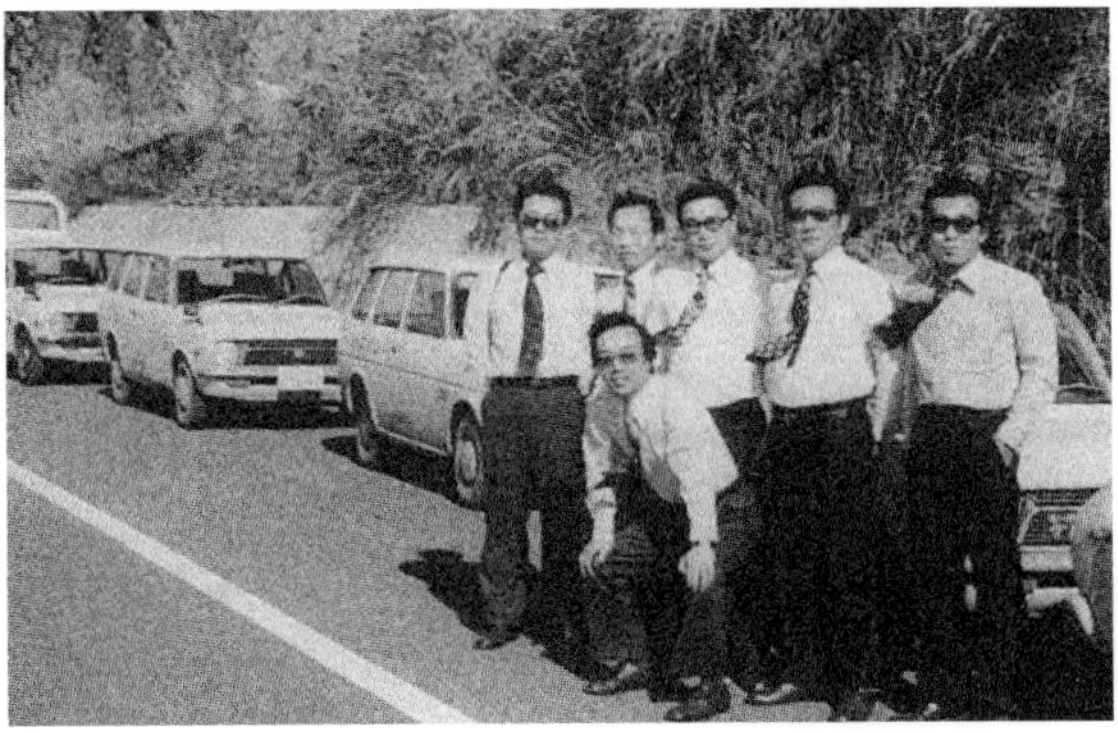
全国を回ったキャラバン隊

手ごたえを感じた忠松と山浦は、いよいよケロリン桶の全国展開に挑みます。ケロリン弥次喜多道中のはじまりでした。

二人は妙に気が合いました。そのうちに山浦も内外薬品商会の名刺をつくってもらい、キャラバン隊の一員としてセールスに加わりました。まだ砂利道の多い時代で、パンクやエンストに悩まされ、車の寿命は一年も保ちませんでした。昼間はケロリンの販売で薬局を回り、夜は行く先々の温泉宿でケロリン桶を売り込みました。持ちつ持たれつの同行営業です。

忠松はケロリンの認知度向上のために、次々に広告のアイデアを出しました。山浦は「〝こういうのどう?〟とよく相談を受けましたが、その全部が走りでしたねえ」と語るように、その斬新さにいつも舌を巻いていました。

忠松の着眼は、今でいえば「スキマ広告」です。かつて順蔵は球場に大垂幕を張りましたが、忠松は同じ球場でもごみ箱に目をつけ、ケロリンの文字を貼り付けました。観戦した人がゴミを捨てるために、いつの間にかケロリンの文字を探すようになると考えたのです。ほかにも、東京観光のシンボルだった東京タワーの展望台大鏡のすぐ下や入場券の裏にケロリンの広告が掲載されました。大阪地下鉄の吊革、地下鉄階段のステップ下、モノレール浜松町駅の大時計の下——人がふと見上げると、ケロリンが目に飛び込んできました。なお、このころコント55号を起用したテレビCMを制作したという話がありますが、その真相は「萩本欽一インタビュー」をご覧ください。

なかでも、ケロリンのイメージアップに大きく貢献したのは、銀座にある服部時計店の電光ニュースでした。黄昏どきから夜へ、大都会の空にケロリンの文字が帯となって流れます。映画に、テレビドラマに、季節のニュースに、銀座映像の背景となってケロリンが全国の消費者の目に触れることになりました。

きめ細やかな広告戦略と、ひたすら足で回る営業によって、ケロリンは全国の薬局・薬店で扱ってもらえるようになりました。忠松と山浦は十年以上にわたって行動をともにしました。山浦は「いつの間にか、桶そっちのけでキャンペーンの手伝いをしていましたよ。〝山浦がいたから頑張れた〟と、あとで聞いたときにはうれしかったですねえ」と振り返ります。

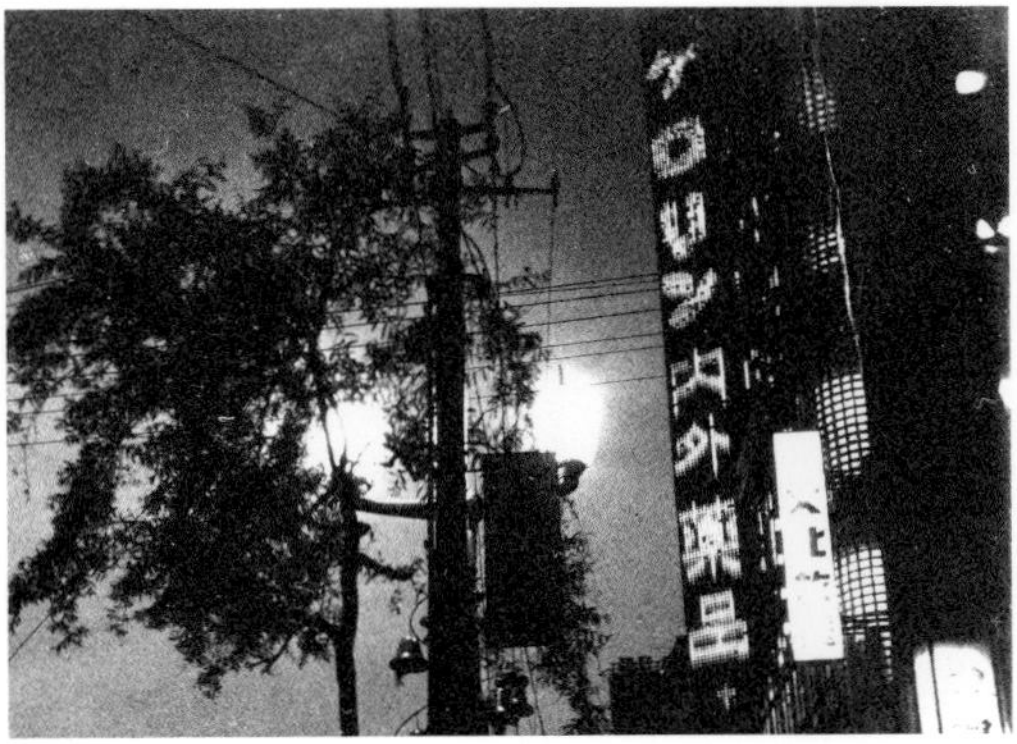

銀座の電光ニュースに「ケロリン」の文字

こころざし半ばで

兄の松禅は「弟は実務向きではなかったが、方向を探る策は上手だった。みんなを大事にし、いつの間にか包んでしまう天性のものをもっていましたねえ」と語ります。社内では孤立しがちだった忠松ですが、多くの人を魅了し、山浦もその一人でした。

昭和五十五年十二月、忠松はひょっこり松禅を訪ねました。顔は黒ずみ、話しながらずっと手のひらを掻き続けていました。心配する兄に、忠松は入院することを伝え、そのまま東京の築地にある国立がん研究センターに入院しました。

翌年正月、雪の降る日に松禅が病院を訪れると、忠松は腰に胆汁を抜くための管をつけていました。本人に告知していませんでしたが、胆管ガンでした。忠松は「兄貴、手術して治るんだろうか？　はっきり言ってくれ。整理したいことがあるんだ」と詰め寄りました。すでに自分の病状を察知していたのかもしれません。兄は「そんなことを考える必要ないじゃないか。とにかく治せ」と励ますことしかできませんでした。

入院からわずか三ヵ月後の昭和五十六年三月、忠松は息を引き取りました。五十六歳でした。二年前に初孫の敬輔が生まれたばかりでした。

忠松は食べ物の好き嫌いが激しかったそうです。肉はいっさいダメ。ねぎ、玉ねぎ、セロリなど、匂いものもダメ。魚は白身魚に限り、えび、するめの天ぷらが大好物でした。山浦は入院した忠松を毎日のように見舞いました。シジミが食べたいというので、こっそり持っていって食べさせたこともありました。もともと、おかゆとチャーハンが大好きで、山浦はチャーハンの特訓を受け、キャラバンの期間中もよくつくってあげたものでした。

後年、山浦は雑誌のインタビューで、忠松と過ごした日々を次のように回想します（『クチコミおでかけ旅情報』二〇〇〇年四月号）。

「まぁ、似たような夢を持っていたしね。ある時忠松さんが〝僕はケロリンを日本中の家庭に1箱ずつ置くのが夢だ〟と言うわけ。そうですか、僕はこの桶を日本中の風呂のすべてに置くのが夢です、と。（忠松氏との出会いは）運命だろうね。もしケロリンでなかったら、僕も、この桶もここまで続けてこられたとは思えないから」

銭湯コラム

極私的入浴の愉しみ

銭湯の魅力を究めつくした達人それぞれの「贅沢な時間の使い方」をこっそり教えます

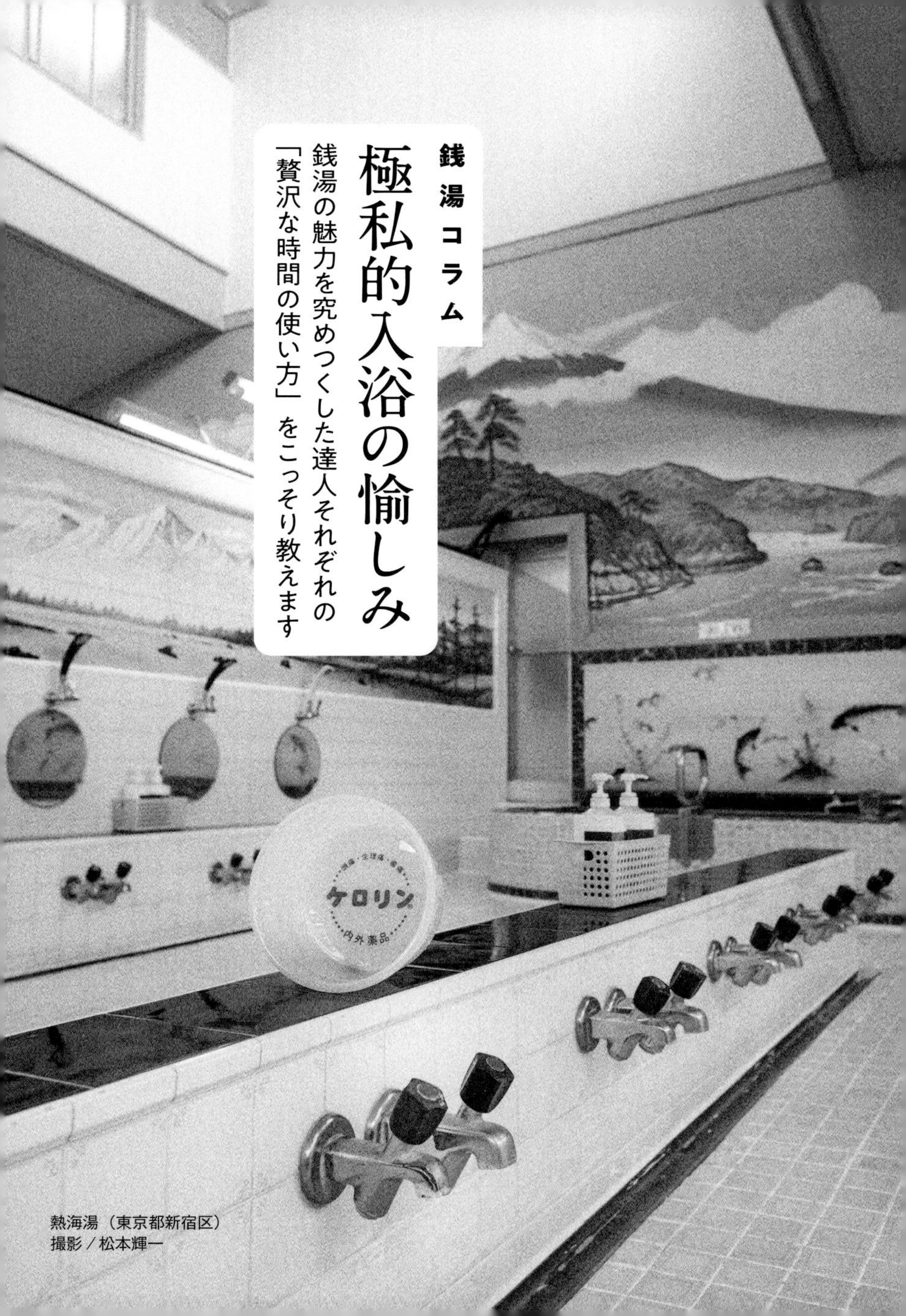

熱海湯（東京都新宿区）
撮影／松本輝一

極私的入浴の愉しみ

いつも近くに二軒あった

久住昌之

くすみまさゆき／マンガ家・ミュージシャン。1958年東京都出身。テレビドラマとなり、映画化もされたベストセラー作品『孤独のグルメ』の原作など漫画業の他にデザイン、エッセイ、音楽など幅広い活動を行う。

銭湯、昔は生活圏に必ず二軒はあった。ボクは東京の三鷹生まれだが、幼稚園に入るまで、家には風呂がなく、銭湯に通っていた。「花の湯」と「亀の湯」。二軒は休みの曜日が違った。二軒あった、と思うのはそういうわけだろう。もっと多かったはずだ。

ボクの一番古い記憶は、花の湯で溺れかけて、知らないおばちゃんに助けられたこと。そして亀の湯の浴槽に赤ちゃんのウンチが浮いていて、誰かが笑いながら洗面器ですくっていたことだ。自分も幼児だったからか、ちっとも汚いと思わなかった。かわいらしいものが浮いていて、みんな「いやだぁ」みたいに笑っていた。思い出しても汚いと思えない。亀の湯はボクが大学生の頃まではあったが、その後なくなった。東京から急速に銭湯が消えていくのはその頃からだ。

大人になって、マンガや文章やイラストの仕事をするようになった頃には、銭湯の使われ方は変わった。すでに風呂無しアパートもほとんどなくなっていたからだ。

　仕事場のワンルームマンションにも風呂はあった。でも、デスクワークに行き詰まった時、旅から戻ってすぐに仕事をせねばならない時、文章の仕事を終えて、今度はイラストの仕事にかからねばならない時、外に出て近所の銭湯に行くようになった。

早い夕方の風呂上り

20年前、仕事場を移した吉祥寺には「弁天湯」と「よろづ湯」が残っていた。

　弁天湯は大きくてきれいで、脱衣所と風呂場の間の区切りのガラス絵が他の銭湯にはないタイプでのレトロモダンで印象的だった。

　ここは場所も商店街の外れにあり、その立地のせいか若者客も多かった。たまに浴槽に蓋をしてステージにした「風呂ロック」というライヴイベントも行われ、ボクも一度だけ出演・演奏したこともある。吉祥寺の飲み屋で、それを開催してる人の一人に会って、誘われたんだったと思う。まだ四十ぐらいのころかな。生ギターを弾いて誰かと何か歌った。銭湯の高い天井ならではの響きが面白かった。客はタイルに座って観ていた。若い女性客も多かった。そういえば脱衣所の長押《なげし》の上に、歴代演奏者の写真パネルが、音楽室のベートーベンやハイドンの肖像のように並んでいたな。

　外光が明るく入り気持ちいい銭湯だった記憶の方が多いから、仕事をしたり、取材などで汗をかいた早い夕方とかに行くことが多かったんだと思う。そんな時の風呂上りは本当に気持ちよく、帰り道にビールでも飲みたくなったもんだが、そういう記憶はほとんどない。気分転換して、仕事場に戻り、すぐに次の仕事にかかったからだ。しかし弁天湯は人気のまま、後継がなく閉まった。

　銭湯はとにかく、今の疲れが和らぎ、身も心もリフレッシュする。そのために行っていた。仕事場の狭い閉塞的なユニットバスに入ったところで、どうにもならない。

　もう一軒の「よろづ湯」。これは伝説的なオン

ケロリン桶と私　二十歳頃、赤瀬川原平さんの教室にいたので、ケロリン桶は何か「表現学的」な目で見て冷静にカワイイと思ってました。

ボロ銭湯だった。しかも場所がキャバクラ街で、呼び込みたちに声をかけられながら、彼らを無視して行かねばならない。

かけ湯をして手足を伸ばす

木造で古く貧弱で、ビルの裏にあって昼でも暗かった。風呂場には天井が落ちないように後から付けたらしい鉄パイプが床から天井まで突っ立っていた。富士山のペンキ絵もカリカリと全体に剝がれていた。番台のおばあちゃんは耳が遠くて、お釣りもよく間違え、その釣り銭を出すシワシワの手はいつも震えていた。

よろづ湯、という名前に「よろよろ」とか「クズ」とかのニュアンスを感じていた。汚れた高い煙突が、背後のビルよりずっと低い、というのも何か哀れな感じがした。

それでも銭湯だ。かけ湯をして湯に浸かれば、もうこっちのものだ。手足を伸ばし、うーんとひとつ唸って、あとはただただ湯に身を委ねれば、疲れもストレスも溶けてゆく。外が雨でも嵐でも関係ない。天窓が強風にガタピシいうのも、心地よいＢＧＭだ。なんと、近くて安い天国であろう。そう思うと、このオンボロ銭湯が何か痛快で、通うほどに好きになっていった。そういう人が多く来ていたと思う。混んでることはなかったけど。

だからよろづ湯が廃業し、近所から全ての銭湯がなくなった時は、心の灯が全部消えたようだった。天国は見つけようとすればいつも身近にあり、でもそれは蜃気楼のように儚い、とボクは思い知った。

プリンスの音楽と銭湯の共通点

極私的入浴の愉しみ

ラジカル鈴木

プリンスと銭湯――この2つは僕にとって本当に大切な柱のうちの2本なんです。

中学生のときから夢中になったプリンス。'85年の映画〝パープル・レイン〟からハマり関東圏のライブは初来日から総て体験、ミネアポリス、NYまでも観に行きました。高じて雑誌や書籍でプリンスを描き、イベントに出たり主催もし、J‐WAVEで喋り、最近ではドキュメンタリー映画〝プリンス ビューティフル・ストレンジ〟の劇場パンフレットに文と絵を寄稿しています。亡き現在も残る多くの謎を解きつつ、単なるアーティスト以上の、僕の最も尊敬し愛する存在であります。

かたや銭湯。文字通りどっぷり浸かったのは30歳を超えてから。もう25年間以上、週5日銭湯に通っています。都内を中心に、廃業した所も含め約400軒に入りました。きっかけは多忙と不摂生からの体調不良からで、大きく熱い湯船に毎日しっかりと入らないと心身の健康が保てなくなったのです。そのうち〝同じ店舗は2軒として無い〟という、存在自体の深い味わいにも目覚め、探求し始めます。雑誌や新聞に絵付きで寄稿、ラジオで入浴しながら生中継で喋り、川崎浴場組合連合会でカレンダーマップや紹介冊子も作成しました。

しばらくプリンスと銭湯に接点があるとは思いもしませんでしたが、ある日、ハタと目から鱗が落ちました。プリンスほど水やお風呂にまつわる

らじかるすずき／イラストレーター。1966年埼玉県生まれ。時代性と普遍性を共有した躍動感のあるキャラクターアートを制作。国内外の受賞歴多数。媒体、ジャンルを問わずに活動中。

モチーフを多用しているアーティストはいないじゃないか!! という事実。〝ソフト・アンド・ウェット〟という曲で'78年にデビューし、代表作〝パープル・レイン〟をはじめ〝サムシング・イン・ザ・ウォーター〟、〝ティアーズ・イン・ユア・アイズ〟、〝ホーリー・リバー〟、〝ブラック・スウェット〟等、水にまつわる多数の曲、入浴やシャワーの模様を唄った歌詞、ビデオやステージでバスタブにつかるパフォーマンス、ギターネックの先から水が飛び出したりと、枚挙にいとまがないではありませんか。湯あみの音、川のせせらぎ、ビーチのさざ波、海中の音等もサンプリングしてます。

銭湯は合法的なトリップ

とにかくこんなお風呂好きのミュージシャン、アーティストは他にいない——彼が描きたかったのは水場による直接的なスキンシップやセックスのような一元的な意味だけでなく、解放された人と人の魂が溶け合いひとつになり、宇宙全体と繋がった状態であって、比喩でありダブルミーニングなのです。奏でるグルーヴとハイトーンヴォイスから脳に届く非日常的かつ麻薬的な快感は、熱(あつ)湯と冷水の湯船に交互に浸かり、心身がオルガスムスに向かい溶けていく様に似ています。両方とも合法的なトリップなんですね。

銭湯によっては懐メロだったり、演歌やアメリカン・オールディーズが有線から流れてて、それも良いけど、無音の場合、僕の脳内ではいつもプリンスがかかっています。身体にかける桶の湯の音はときにリズミカルに聴こえ、ドラムスのリズムにオーバーラップしたりなんかする、桶とドラムは形も似てますしね(笑)。涙、汗、唾液、愛液、精液、不浄なそれらを浄化するマクロな海、波、湖、滝、雨、湿気…… そういう清濁総ての水をめちゃ感じる彼の音楽。僕は自分の絵でもそういう〝生の人間と宇宙の関係〟を表現したいと思ってます。生命は海から生まれ、身体も80%は水ですからね。僕の本名は潤(じゅん)といいまして、うるおいというか水にまつわる字なんですね。だから生まれついてそういうものが好きなのかな、と最近納得。

銭湯で2018年に開催させてもらったのが、プリンスのアルバム名にちなんだ〝LOVESEXY風呂〟展。東京目黒区のみどり湯さん、墨田区の大黒湯さんのギャラリースペースや脱衣所に、プリンスとお風呂をモチーフにした作品を展示し販売、トークショーもやりました。間違いなく自分にしか出来ない試みで、反響もよろしく大満足でした。彼が生きていたら2025年で67歳。6度来日してるけど、日本の公衆浴場の良さを知ってもらいたかったなぁ〜。都内の良い銭湯なら僕が喜んでアテンドしましたよ（笑）。

近年、電気風呂に開眼しましたが、銭湯の理解は年齢と共に段階的に深まるものだと思います。プリンスも晩年は、積年の身体酷使のシワ寄せが顕著で色々とケアが必要になっていて、亡くなる原因になってしまった持病の腰痛も、銭湯に毎日入っていれば、薬物なんかに頼らずに良くなっていたのに。何とも悔しいです。

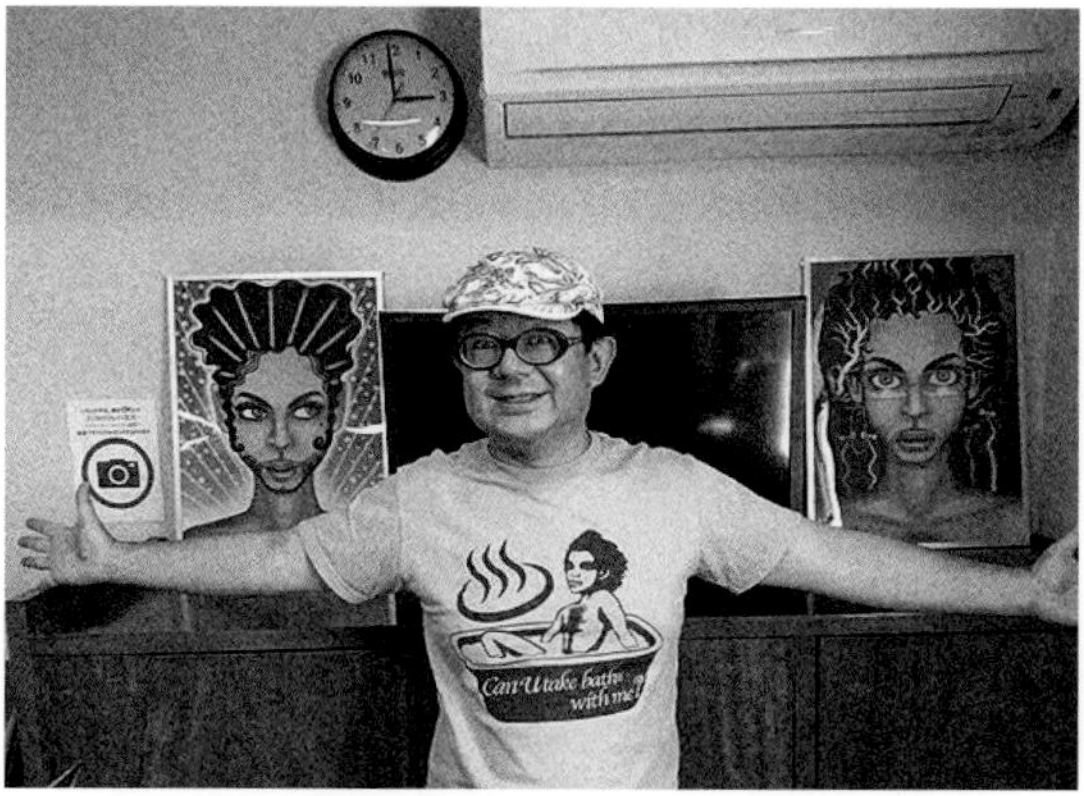

2018年に銭湯で開催した"LOVESEXY風呂"展

すっかり湯治した彼が、日本の銭湯の素晴らしさにインスパイアされた〝お湯の神〟に捧げる曲を聴いてみたかった。〝湯船の中の天使たち——そのタッチは最高に優しい〜〟なんてね。そんなことを想い今日も至福のお湯に浸かっています。

I Wish U Heaven〜

ケロリン桶と私☞　川崎市と仕事をしたとき〝川崎フロンターレ〟にちなんだ〝フロリン桶〟の珍しい白ケロリン桶をもらいました。

極私的入浴の愉しみ

「セット入浴」のすすめ

石黒謙吾

「家風呂」なるものに生まれて初めて入ったのは、小学2年生の終わり。幼少の頃に住んでいた金沢の狭小市営住宅は風呂ナシだったから、父親に連れられて行く銭湯がマストだった。僕が小学校に入る前に、父との不倫（たぶん）の末にうちに来てくれた超美人の2番目の母親が、結婚そこそこで結核を患い入院。僕は富山の伯父の家に3年間預けられ、その公務員官舎にあった控えめな大きさの湯船が、7歳での「家風呂」初体験となったわけだが、その時の感覚を今でもはっきり覚えている。

「せまっ！……」

三つ子の魂百まで、と言うがまさに。僕が入る風呂は広々としていなければダメなんだ……という7歳児のこの感覚が、63歳となった今も刷り込まれている。だから、上京後3年目以降は「不便ではないという意味で」憧れの風呂アリ生活に突入したものの、隙あらば、夕景に高々とそびえ立つ煙突を目指してしまうようになった。

と言っても、毎日10時間は机に向かって仕事をしているので、銭湯マニアの方々ほどはしょっちゅう銭湯巡りする時間は取れない。それなので得意とするレギュレーションは、「飲み」で人に会う前との「セット入浴」だ。よくあるパターンでは、19時に飲みがスタートとなると、その場所にほど近い銭湯に17時半に入るように家を出る。また、その風呂タイムの前に外での打合せを入れたりもする。

いしぐろけんご／著述家・編集者・分類王。1961年石川県生まれ。映画化されたベストセラー『盲導犬クイールの一生』など著書多数。プロデュース・編集した書籍も250冊以上になる。

好きな銭湯はレトロ系

　僕はビールが大好きで365日欠かさないのだけど、風呂の前には絶対に飲まないので、家風呂においてはどんなに遅くまで仕事をしても、風呂→ビール＋ごはんの順番は崩さない。ということは、外で飲めば深夜帰宅後入らないわけだから、なおさらその日一度の入浴は飲む前に、となる。そこでゴー・トゥー・ザ・銭湯。これについては逆説的に、より美味しいビールを飲むために先に銭湯に行く、という意図があるとも言える。

　好きな銭湯はズバッと言うと、レトロ系。銭湯に限らず飲食店も販売店も、古ければ古いほうがグッとくる。そういう性質《タチ》なので、飲み会はターミナル駅じゃないほうが好ましい。昭和臭むんむんのベタベタな銭湯があるからだ。あまり行かない駅で飲む時はググって探すのだが、小綺麗シャレオツ系の銭湯はできるだけ避けて、路地にひっそり佇む、廃業の文字が見え隠れするような銭湯に辿り着いた瞬間の高揚感たるや。

　ちなみに、そんな志向の僕の山手線内「セット入浴ゴールデンコース」は、神楽坂という都内中心部に奇跡的に残るド昭和な銭湯「熱海湯」〜ド渋居酒屋〜ベルギービールのビアバー「Bitter」。これで完璧に整い、案件多々で凝りまくった脳みそをリセット。

　こんな銭湯ライフに欠かせないブツが、仕事リュックに邪魔にならないように収める「銭湯セット」だ。

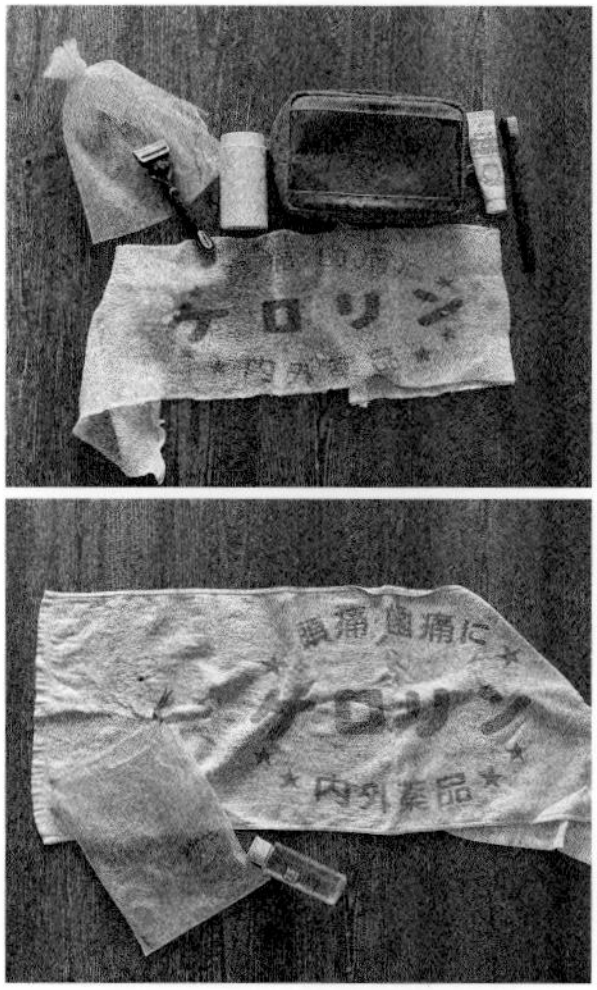

愛用の「銭湯セット」とその中身

ケロリン桶と私　子どもの頃、金沢の銭湯では100％この桶だったので、上京するまで日本じゅうの銭湯の常備品だと思ってました。

打ち合わせから向かう際に、リュック内に入れた書類や本などが濡れないように、かつ、かさばらないようにと、ビニールのポーチを。そこに、ゴシゴシタオル、パウダー石けん、泡立てネット、ヒゲ剃り、歯磨き、歯ブラシをイン。固形石けんだと面倒だし、液体のボディシャンは重いし漏れるリスクも。そこでシャボン玉石けんのパウダータイプがシャンプー兼用で軽くて最高。洗顔は、顔にたっぷりと泡を付けて少しおいてから落とすのが効果大なのでネットは必須アイテム。

そして銭湯ファンとしての矜持（!?）がケロリンのゴシゴシタオル。入浴時に誰に気付かれるわけでもないだろうが、このブランドを使っていることこそが「真の銭湯好き」なのだと自己満足的な誇らしさで、今日も赤いロゴがせっせと背中で働いている。

さらにポーチとは別のビニール袋には、入浴後に顔に付ける保湿液とともに、ケロリンのタオルも入れてリュックに。ゴシゴシも普通のタオルも15年以上使っているので、浴槽消毒の塩素で色褪せて黄色はアイボリーになり、タオルは擦《す》り切れて穴が空いてきている。そんなところも、何百回と重ねてきた銭活（銭湯生活）の「セット入浴」で入湯してきた数々の大好きな銭湯を思い出させてくれて、情緒的な気分に浸れる。

「銭湯を知らない子供たち」じゃない子供で良かった、と痛切に思うのはそんな時だ。

極私的入浴の愉しみ

下町の銭湯ヒーロー「セイント☆セントー」誕生秘話

メソポ田宮文明

「浴室の壁で漫画の連載をやってみたいんだけど……」

長沼家・次男の雄三さんより思いがけない相談を受けたのは、２０１７年12月、あるイベントでの雑談中のことでした。

「長沼家」とは…お祖父様が１９４９年に独立以来、墨田区向島・薬師湯を父・幸三郎さん&長男・秀三さんが、次男・雄三さんが台東区鶯谷・萩の湯&入谷・白水湯を、三男・亮三さんが台東区東上野・寿湯を経営している銭湯一家。各店とも気持ちのよい接客、掃除の行き届いた店内、細やかなサービスｅｔｃ…で話題と人気を集めています。

雄三さんは長年、浴室に壁新聞『萩の湯だより』を月刊で掲出。今度はその〝漫画版〟を壁新聞同様、月１ペースでやってみたいというのです。

実現したらおそらく〝世界初〟の浴室限定連載漫画。

「誰か若い作家さんいないですかね……」と雄三さん。

またとないかもしれぬレアな機会に、年齢は〝昭和40年男〟ながら心は〝永遠の若手〟である私が「ワタシ、やりたいです」とその場で手を挙げさせていただきました。

めそぽたみやぶんめい／イラストレーター。長崎県生まれ。現在東京都葛飾区在住。絵を中心に漫画、キャラクターデザイン、立体造形などを手掛ける。近年は銭湯関連のグッズなども考案。

浴室内はスマホ使用禁止なので、壁にある読み物に目が行く。スマホなどのデジタル機器から解放された〝デジタルデトックス〟状態。そんなひとときに、読んで心もほぐれるような作品を提供できたら……。

雄三さんからの希望は「毎回、続きが気になる終わり方にしてほしい」。雄三さんが小学生の頃、週刊少年ジャンプの発売日が待ち遠しくて、競うように買いに行きみんなで読んだ。それと同じようなことが浴室漫画でできたらいいな、と。

ワタシはいろいろ考えた末、〝銭湯を愛する謎のヒーロー〟を主役に。銭湯あるあるやマナー啓発・入浴豆知識などを挟み、友達や親子間で会話のネタになりそうな時代的ワード（だいたい昭和）をちりばめ、ワタシが好きなプロレスのネタなども混ぜ込みながら展開するギャグ漫画にしようと決めました。

そして、2018年2月より『銭湯戦士 セイント☆セントー』の連載がスタートしたのです。SNSなどでうれしい感想がアップされ、女

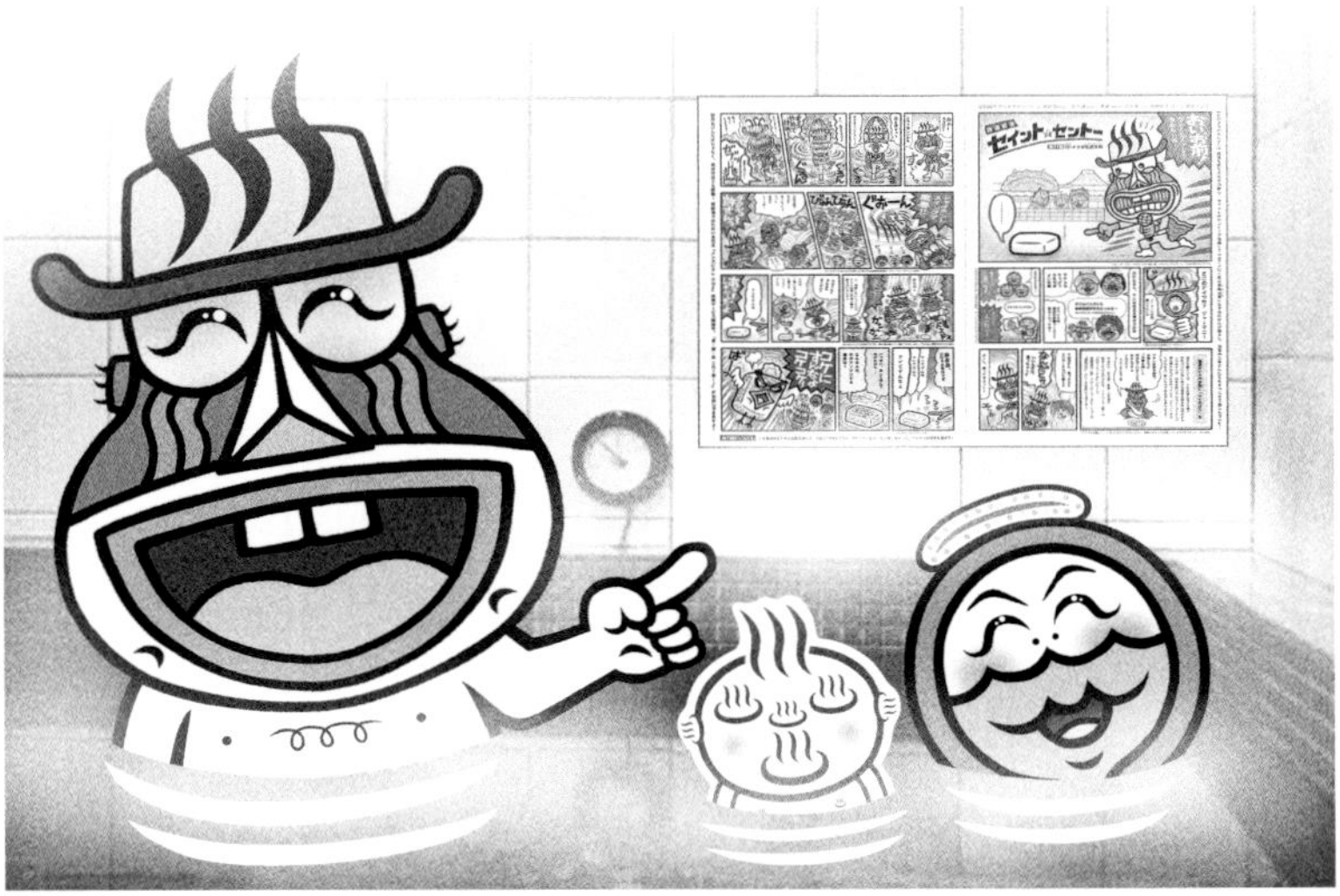

浴室連載漫画を読んでいる（左から）セイント☆セントー、
お湯わいてるぞう、ぼうこうさん　© メソポ田宮文明

性の友人からは「女湯でお母さんが小さい娘さんに読み聞かせしていたよ！」という話を聞いたり、ワタシは入浴時に小学校低学年の男子3人が横並びに立ってワイワイ言いながら読んでる後ろ姿（お尻3つ）を見て感激したり……。

　途中、コロナ禍では2回の休載（2020年5、6月）を余儀なくされましたが、2025年2月には早いもので連載8年目を迎えます。

地域密着で銭湯を盛り上げたい

そんなワタシが、今のような銭湯応援活動を始めたのは2014年から。それまでは自宅近くの銭湯へときどき行くぐらいだったのですが、ある日を境に状況が変わりました。

　2014年、『銭湯もりあげた〜い』の発足の会に、知人の紹介で会った漫談家・風呂わく三さんから、

「明日、ボクもよくわからないんですけど銭湯好きの人たちの会合があるんですよ。一緒にどうですか？」

とたまたま誘われ、不安を感じながらも行ってみたら歓迎していただけたことがきっかけでした。

『銭湯もりあげた〜い』は、その名の通り銭湯を盛り上げたいという有志が集まって結成されたグループ。銭湯をからめた街歩きツアーや子供向けイベントのサポートなどさまざまな活動をやりながら銭湯の魅力をPRしています。この出会いをきっかけに、さまざまな地域の銭湯さん&ご主人さんとのつながりが深くなり、自分のイラストやデザインを活かした仕事にもつながりました（長沼家の皆さんとの出会い→セイント☆セントー連載もその中のひとつです）。銭湯に関わる方々って、心の距離が近い気がします。裸やすっぴんのお付き合いから始まるためでしょうか。

　銭湯から始まったあたたかいご縁。お湯の流れに身をまかせ、ご縁がつながる・広がることのおもしろさを感じながら、セイント☆セントーは今日も行くのであります。

ケロリン桶と私　足立区の銭湯・玉の湯さんでは、メソポ田宮の浴室デコレーションと今も現役の「白ケロリン桶」が浴室で〝共演〟しています。

極私的入浴の愉しみ

銭湯を100倍楽しむ5つの大人力

石原壮一郎

いしはらそういちろう／コラムニスト。1963年三重県生まれ。『大人力検定』『昭和人間のトリセツ』『大人のための〝名言ケア〟』など著書多数。故郷を応援する「伊勢うどん大使」「松阪市ブランド大使」も務める。

「銭湯」は、日本が世界に誇る素晴らしい文化です。広々したお風呂の気持ちよさはもちろん、随所で「大人のコミュニケーション」に触れられるところに、生活と地域に根ざした銭湯の真髄があると言えるでしょう。

コミュニケーションといっても、にぎやかで密なやり取りとは限りません。無言のままのさりげない気づかいや、ちょっとした一言が大きな意味を持ちます。

銭湯をもっと楽しむために、発揮したい「5つの大人力」を考えてみました。

大人力その①

【周囲の視線を意識することで自分を律して、完璧な振る舞いを目指す】

銭湯には、お互いが快適に入浴するための「暗黙のルール」がたくさんあります。それをきちんと守るのは、何より自分が快適に入浴するために他なりません。

ちゃんと洗わずに湯船に入るなんてのは論外ですが、使い終わった椅子にお湯をかけてから戻すといった「ちょっとした気遣い」は、つい省略したくなることもあります。

周囲の視線を意識することで（実際は誰も見ていませんけど）自分を律して、完璧な振る舞いを目指しましょう。そうすることで、湯上りの気持ちよさがさらに増幅します。

大人力その②【顔見知りに会ったら、会釈だけでなくちょっとだけ言葉を交わす】

近所の銭湯に何度か通うと、「顔を見たことがある人」と会うことがあります。知り合いとも言えない微妙な関係ですが、勇気を出して「どうも」と会釈してみましょう。

相手も会釈してくれたら、続いて「今日は冷えますね」などと話しかけたいところ。もし「こんな日は風呂に限るね」なんて返ってきたら、入浴前から温かい気持ちになれます。

ただし、いきなりそれ以上の会話を交わすのは、やや踏み込み過ぎ。「銭湯でたまに会う関係」としての距離感を保たないと、心地よい関係が崩れてしまう恐れがあります。

大人力その③【ちょっと困った行動を取る人に対して、きっちり穏やかに注意する】

銭湯に来る人が、すべて礼儀正しくて周囲に配慮ができる人とは限りません。たとえば湯船のふちに座ったまま連れと話し続けているなど、「ちょっと困った行動を取る人」に遭遇することも、たまにあります。

いきなり「邪魔だ。どけ！」と強い口調で言ったら、厄介な展開になるのは必至。しかも、こっちのムカムカがさらに増します。かといって何も言わないと、あとから何も言えなかった自分を責めたくなります。

ここは「ごめん、入りづらいから別の場所で話してくれる」と穏やかに注意するのが、マナーを守れない人との遭遇という災難の被害を最小限に抑える方法です。ただし、相手が明らかに怖そうな人の場合は、注意するのが正解とは言えないかもしれませんが。

ケロリン桶と私　自宅のお風呂でも持ち手が付いたケロリンの手桶を使っています。黄色い輝きが、自宅に銭湯の雰囲気を運んでくれます。

大人力その④

【ロッカーを使うときは上下左右の使用者への影響を最小限に止める】

服を脱いだり着たりするときに、上や下のロッカーを使う人とタイミングが一致すると、少し気を使います。向かって左のロッカーの扉が、自分のロッカーをふさぐことも。

自分がロッカーを使うことで、近くのロッカーの使用者に気を使わせるのは、大人としての名折れ。上か下を同時に使う人がいたら、着替えなどを取り出して少し離れた場所で着るなどして、影響を最小限に止めましょう。相手がこちらの配慮に気づくかどうかは関係ありません。あくまで自分の側の美学です。

大人力その⑤

【帰り際はフロントの人にお礼を。初めての銭湯の場合はとくに重要】

銭湯のフロントなり番台なりに座っているのは、高い確率でそこのご主人かおかみさん、あるいは家族です。銭湯を維持していくのが厳しい時代状況の中で、地域にとって大切な場所を守ってくれています。

帰り際には、今日の入浴への感謝とともに、長年の尽力に対する感謝の気持ちを込めて、「いいお湯でした」「気持ちよかったです」といった言葉を伝えましょう。当たり前ですが、今日は従業員っぽい人だから言わなくていいということではありません。

初めて行った銭湯では、帰り際の挨拶はなおさら重要。フロントの人は、たぶん「初めてのお客」だとわかっています。「いいお湯でした。また来ます」というひと言は、その銭湯に対してだけでなく、銭湯という文化全体に対する感謝の言葉に他なりません。

お馴染みの銭湯でも初めての銭湯でも、感謝のひと言を伝えることで、より気持ちよく帰路に付けます。大人力をお伴に、また今日も銭湯の魅力をたっぷり味わいましょう。

ケロリン百年物語④

平成篇

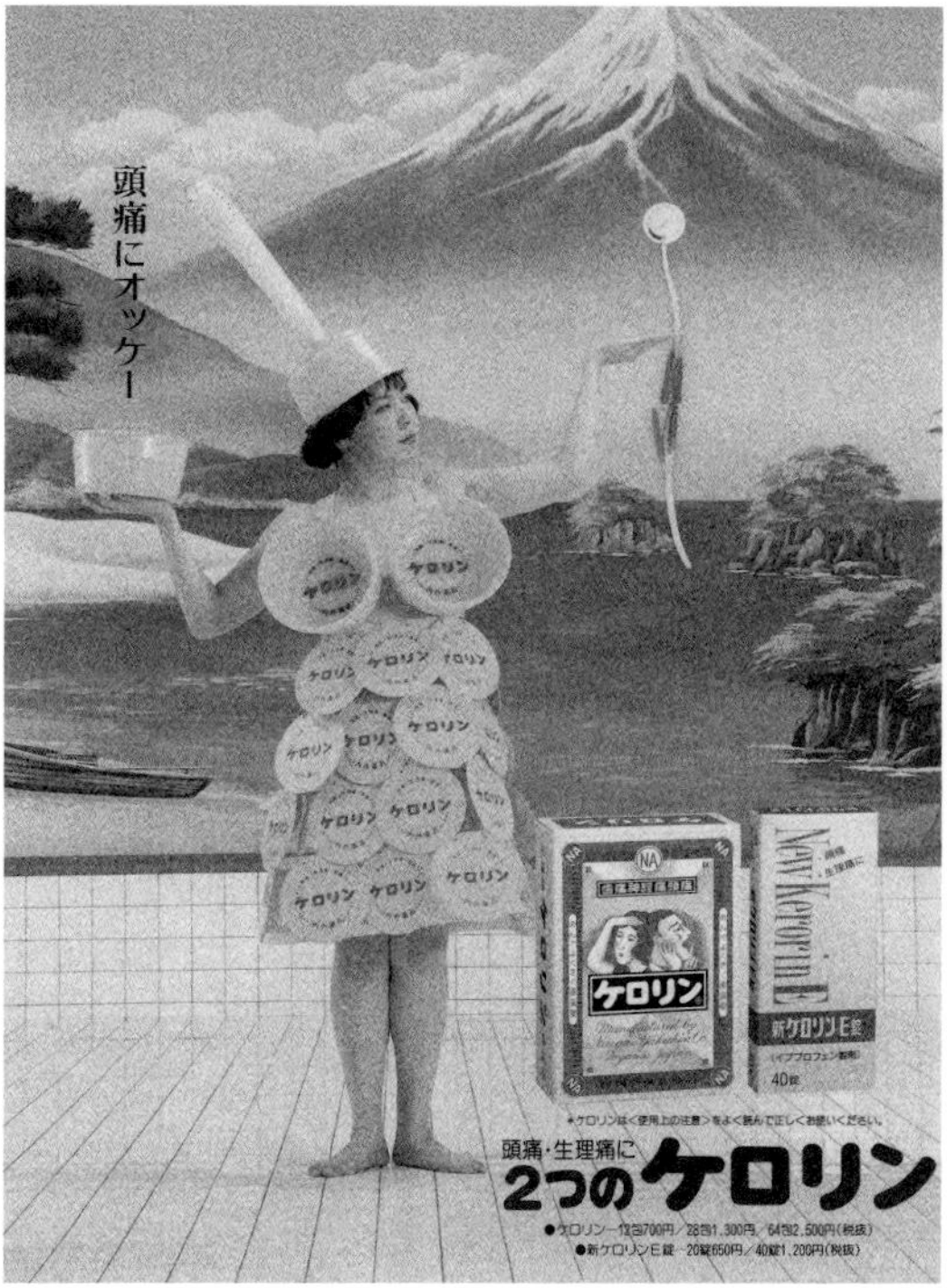

「頭痛にオッケー！　ケロリンでオッケー！」の広告

平成に入り、ケロリン桶のヒットにあやかり
作った薬のケロリンのテレビ CM も話題に。
平成 13 年、内外薬品は創業百年を迎える。

昭和五十六（一九八一）年は、のちに「五六豪雪」と呼ばれる大雪とともに年が明けました。富山市内でも一メートルを超える積雪があり、三月になっても街は雪で覆われていました。そんな雪をかきわけるようにして、早逝した忠松の葬儀が富山市にある曹洞宗の光厳寺で行われました。参列者がぎっしり詰めかけた本堂を、まだ何も分からない孫の敬輔が走り回っています。おむつを替えるために控室へ連れていかれてからも、暴れて手がつけられませんでした。それでも葬儀の最後だけは、山浦に抱えられ、おとなしく焼香をしていました。

生前の忠松は、自らが入り婿として苦労してきたため、一人娘と結婚した和紀に同じ道を望んでいませんでした。しかし、ほかに頼れる者は誰もいません。何よりもこれまで笹山家を支えてきた順蔵の妻のミドリが、和紀にあとを継いでほしいと切に願っていたのです。

文学青年の挑戦

和紀は昭和二十六年、金沢市で兼業農家を営む伊東平俊、弥慧子の四男として生まれました。幼くして函館のサケ・マス漁の網元の家に養子に出され、その家の当主の急逝によって金沢に戻されるという経験をしています。父も母も俳句をよくし、和紀は俳句の本に囲まれて育ちました。高校時代には歳時記を読みふけり、母が詠んだ句を頼まれるままに批評したこともあります。ほかに小説や詩にも没頭し、文集を発行するなど筋金入りの文学青年でした。一度はその道に進みたいと考え、早稲田大学の受験では文学部と政経学部の両方に合格しますが、悩んだ末に政経学部を選びました。

大学卒業後は北陸電力に入社し、富山営業所の勤務となりました。そこで笹山忠松・慶子の長女の満里と知りあい、縁あって昭和五十三年に結婚します。和紀は富山に来るまでケロリンを知らなかったそうです。しかし、それから三年後に忠松が亡くなり、家族の切望を受けて同年十二月に内外薬品商会に入社しました。

会社に入ってみると、和紀には居場所がありませんでした。肩書は取締役でしたが、置かれた立場は微妙でした。和紀は「今にして思えば、つらい、思い出したくない五年間だった」と振り返ります。若い後継者の前に古参の役員が立ちはだかり、精神的な軋轢に悩まされ続けました。

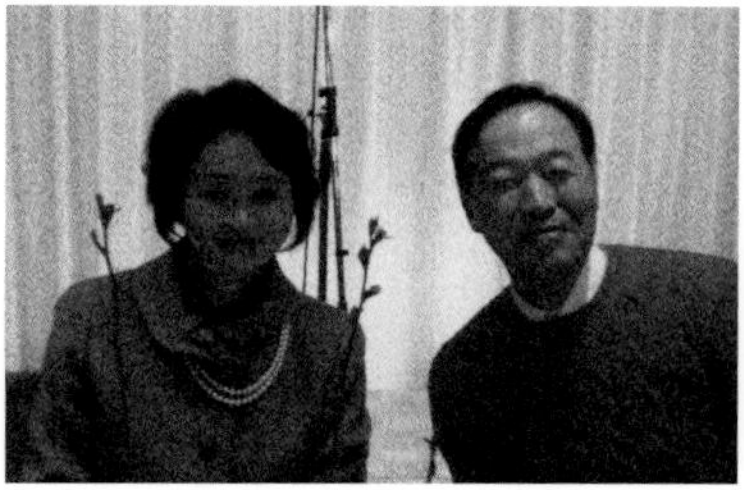
笹山和紀（右）と笹山満里

入社後しばらくして、和紀は九州でのケロリンのキャンペーンに同行します。忠松が残した得意先へ、山浦や営業社員とともに訪れました。当然ながら現場は甘くありません。和紀はセールスの厳しさを体験しながら、行く先々で忠松のすごさを見せつけられました。どの問屋も大口売薬業者も口をそろえて、忠松の太っ腹にして繊細な気配りを褒めたたえました。

「とても忠松さんのマネはできないなあ。だけど、骨身を削って接待するだけが本当の営業だろうか」

時代が昭和から平成へ移りゆくなか、和紀は忠松と違うやり方を模索しはじめます。実際、忠松亡き後、内外薬品商会の業績は下降線をたどっていました。設備投資をまったくせず、営業だけに頼ってきた結果です。和紀が三十五歳のとき、社長である大叔父の梅治から実質的に経営のバトンを渡され、それまで胸に抱いていたシナリオを実行に移しました。

はじめに着手したのが工場改革です。のちに専務取締役となる村井吉博が中心になり、それまでの同族びいきの慣習から、働いた人が報われる普通の工場にするために内部改革を行いました。時間や仕事に厳しすぎると、一時、工場内に不満が行き交いましたが、やがて仕事に対する認識が定着していきました。また、研究開発部門を本格的にスタートさせ、ほとんど「ケロリン散薬」のみに頼ってきた製品ラインナップに、錠剤やチュアブル剤、総合感冒薬が次々に加わりました。

営業においては、形骸化していたキャンペーンを廃止します。和紀が理想としたのは、営業マンが現場に足を運び、相手の課題に対して適切な提案をする「提案型営業」でした。もちろん、一朝一夕にできることではなく、毎月講師を招いて研修を実施し、粘り強く営業マンの意識改革を行いました。また、いち早く社内にコンピュータシステムを導入して情報の共有化を図り、一匹狼営業から組織営業へ転換していきました。

和紀は入社してから過ごした失意の五年間に、同族経営の良い面と悪い面を見つめていました。和紀の社内改革は、同族経営からの脱皮を目指すチャレンジだったのです。

ケロリンの温故知新

ケロリンが会社の礎を築いたことは間違いありませんが、商標やイメージを守ろうとするあまり、時代の変化に乗り遅れたという反省がありました。解熱鎮痛薬の市場は競合品が多数現れ、剤形も散薬から錠剤が主流になっていました。和紀はケロリンのパッケージが古いと思い、イメージを変えられないかと悩んだ時期もありました。

平成七（一九九五）年、ケロリンの分包を五角形の薬包紙から四方シール（四方をシールした包装袋）に切り替えました。慣れ親しまれた薬包紙をやめることに社内から大きな反対がありましたが、薬包紙では異物混入の可能性があり、分包ごとのバラツキもあります。GMPやPL法に対応して品質を守るためには、必要な決断でした。しかしその一方で、パッケージは一部の色変更だけしか手をつけませんでした。製薬会社は薬の新しさを競うだけが重要なのではありません。長く

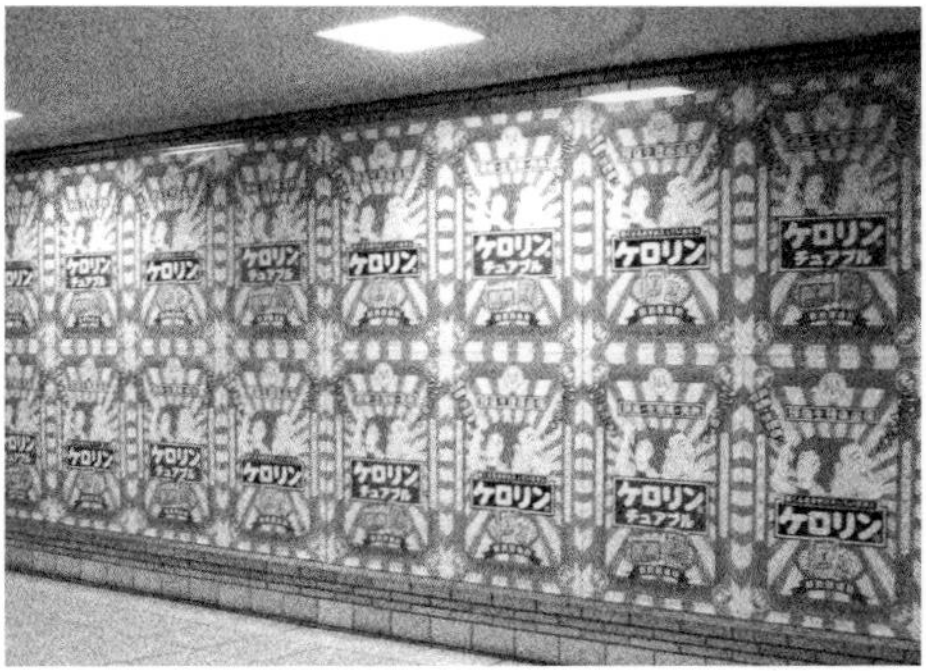

平成 16 年に実施したケロリン駅貼り広告（西武池袋駅）

愛用される薬をつくり続けることもひとつの使命でしょう。和紀は先祖の代から大切にしてきたケロリンのイメージを活かす方向に舵を切りました。

継続は力なりというべきか、ケロリン桶を長く続けたことで予想だにしない展開が起きました。ケロリン桶はもともと業務用のため一般に小売されていませんでしたが、平成に入ってから東急ハンズでの販売を持ちかけられました。山浦は「会社の宣伝が入った桶が売れるわけない」と、はじめ冗談だと思ったそうです。ところが、東急ハンズおよびロフトで全国販売したところ人気商品となり、ケロリンのバスタオルやボディタオルなどのグッズが次々に誕生しました。また、富山県の北陸自動車道にある有磯海サービスエリアでケロリン桶を試験的に販売したところ、こちらも好評で、現在では富山県のお土産物として欠かせない存在になりました。

ケロリン桶の人気にあやかり、薬のケロリンもそのイメージを活かしたテレビＣＭを制作しました。女性タレントがケロリン桶でつくった衣装を身につけ、富士山のペンキ絵の前で「頭痛にオッケー！　ケロリンでオッケー！」と軽妙な歌詞の音楽にあわせて踊ります。その名も「オッケーダンス」。制作は監督・加藤良一／音楽・近田春夫／振付・ラッキィ池田というヒットメーカーで、放映されると大きな反響がありました。『週刊文春』のコラムに取り上げられたほか、関東では朝の子ども番組『ひらけ！ポンキッキ』の枠で流れたため、「幼稚園の卒園式で踊りたいので桶をゆずってほしい」との依頼が殺到しました。

平成十二（二〇〇〇）年以降は、定期的に「昭和レトロ」ブームが起き、昭和を代表する銭湯文化を取り上げるなかでケロリン桶への取材が相次ぎました。平成十七年公開の映画

『ALWAYS 三丁目の夕日』においても、冒頭にラジオから「ケロリン青空晴れた空」が流れるシーンがあります。また、平成二十四年公開の映画『テルマエ・ロマエ』では、古代ローマから現代にタイムスリップしてきた主人公（演：阿部寛）がケロリン桶を手にして驚くシーンがあり、全編を通してキーアイテムとして使われています。

ケロリン桶はひとつの広告がヒット商品に化けた稀有な例でしょう。ケロリン桶は銭湯文化および昭和レトロの象徴的な存在になり、ケロリンブランドの大切な財産になりました。

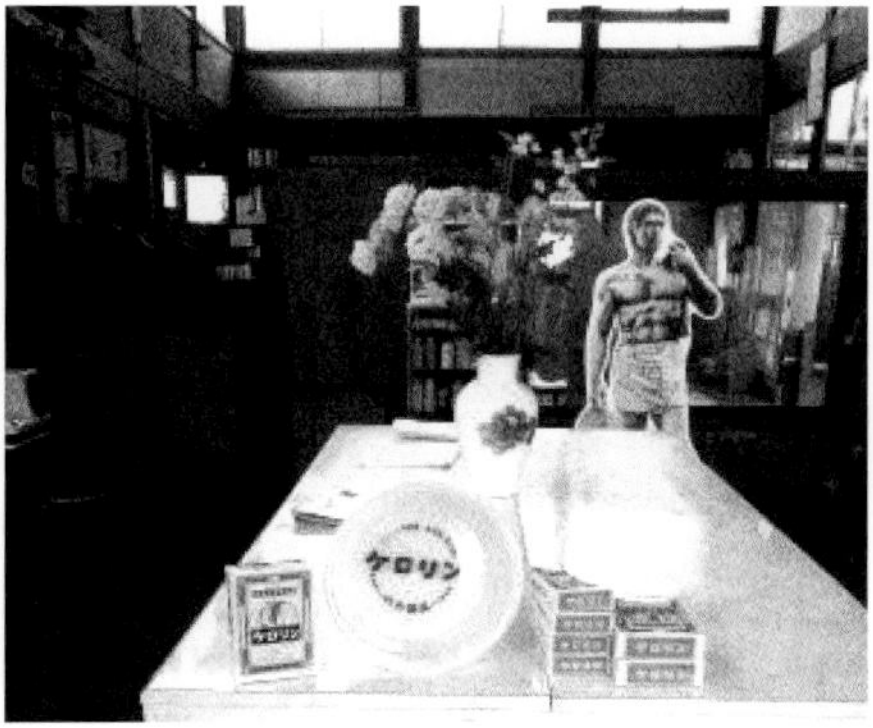

映画『テルマエ・ロマエ』が撮影された
滝野川稲荷湯（東京都北区）

俳句と経営

ケロリンはこれまで内外薬品商会が製造し、内外薬品が販売していましたが、平成十六年に内外薬品商会と内外薬品が合併し、グループを整理しました。

和紀の改革が実を結び、経営が安定した後、これまでケロリンを支えてきた人々が鬼籍に入ります。平成九年、内外薬品商会の社長を長く務めた梅治が八十九歳で亡くなりました。さらに平成十一年、戦後の笹山家をひたすら守り、和紀の社長就任を誰よりも喜んだミドリが安らかに息をひきとり、その翌年に母のあとを追うように、忠松の妻の慶子が旅立ちました。ミドリ八十九歳、慶子六十七歳の生涯でした。

和紀は四十代になってから、再び俳句をはじめました。仕事に少しゆとりができたこともありますが、俳句は自分を客観的に見つめる機会になります。俳句は短いから嘘が言えません。同じ経営者が集まる「句会浄土」の会は、情報交換や息抜きをするだけでなく、より広い視野から自己を鍛えなおす場でもありました。また、この会を縁にして詩人の高橋睦郎と出会い、高橋を審査員に迎えて「21世紀くすり俳句大賞」をはじめました。和紀は送られてくるすべての俳句に目を通し、平成二十八年の第十七回まで続けました。

和紀は「文芸や俳句を愛する者が会社を経営したら、こうなるっていうのをやってるだけです」と語ります。現代は実学志向で、教養が軽視される時代ですが、近代経営を目指しながらも文学青年の心を忘れていませんでした。

平成十三年、内外薬品は創業百年の節目を迎えるにあたり、社史『メデシン・ロード——薬の道』を編纂しました。そのとき、過去の事績を調査するなかで、和紀はそれまでの道のりに思いを馳せていました。そして、ケロリンが次の世代へ継承されていく願いを込めて、次の句を詠みました。

永き日を遠くに来たり薬賣り

映画の中のケロリン

映画「テルマエ・ロマエ」に登場するケロリン桶。
銭湯が登場する楽しい映画の数々を紹介します。

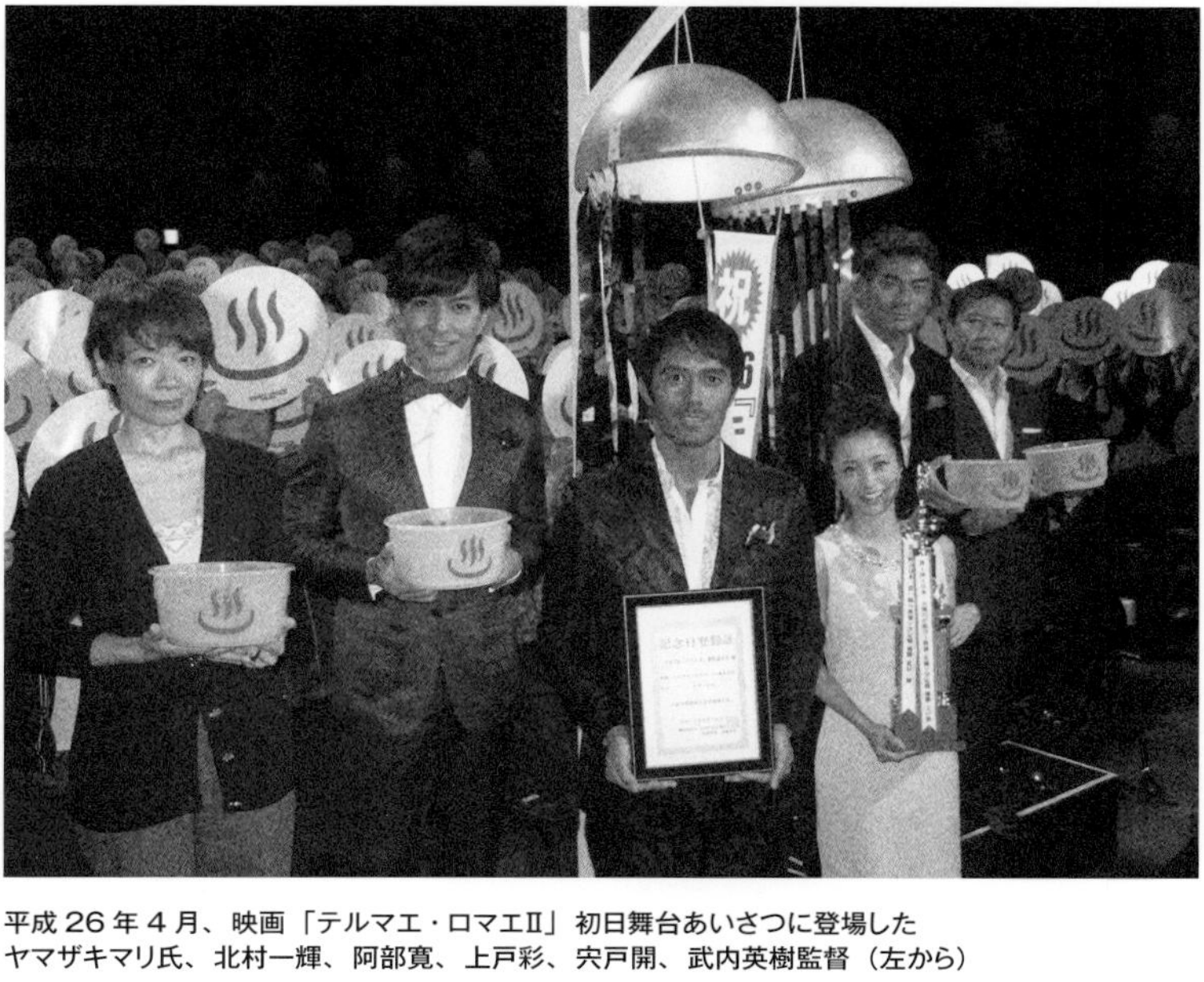

平成26年4月、映画「テルマエ・ロマエⅡ」初日舞台あいさつに登場した
ヤマザキマリ氏、北村一輝、阿部寛、上戸彩、宍戸開、武内英樹監督（左から）

昭和の娯楽映画とケロリン

佐藤利明

　昭和ノスタルジーのアイテムとして、親しまれている「ケロリン桶」が登場したのは、東京オリンピックの1年前、1963（昭和38）年のこと。高度経済成長真っ只中のニッポン、各地の銭湯や温泉場に、あのお馴染みの「ケロリン桶」が並ぶ姿は壮観だったろう。
　この前年は東宝創立30周年のアニバーサリー・イヤー。7月14日には、加山雄三の人気シリーズ第3作『日本一の若大将』（東宝・福田純）、7月29日には、植木等主演のクレージー映画第一作『ニッポン無責任時代』（東宝・古澤憲吾）、8月11日には、日米怪獣が対決する快作『キングコング対ゴジラ』（東宝・本多猪四郎）と立て続けに時代を象徴する娯楽映画の傑作が誕生した。

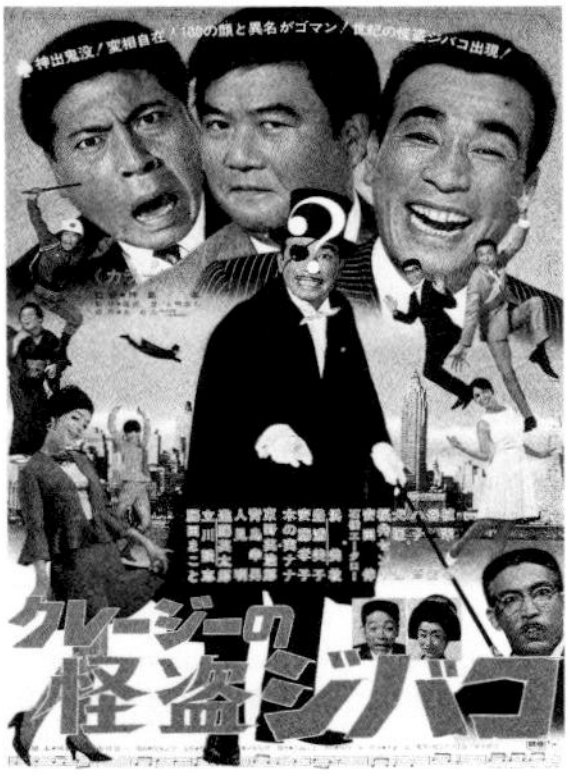

「クレージーの怪盗ジバコ」
© TOHO CO., LTD.

　昭和30年代頃の娯楽映画には、銭湯のシーンがよく登場する。『ニッポン無責任時代』の1年後、1963年7月に公開された『日本一の色男』（東宝・古澤憲吾）のラスト近くに、主人公・光等（植木等）が銭湯の湯船に浸かるシーンがある。真っ赤な顔をした植木等が「さのさ」をひとくさり歌い、前年発売のヒット曲「これが男の生きる道」

さとうとしあき／娯楽映画研究家。1963年生まれ。娯楽映画をテーマに、各メディアで活躍。著書に『クレイジー音楽大全 クレイジーキャッツ・サウンド・クロニクル』『P.C.L. 映画の時代 ニッポン娯楽映画の源流 1932-1937』など。

をご機嫌に歌う。

撮影所に銭湯の湯船のセットまでは組めないので、撮影所近くの成城学園前駅南口にあった「成城湯」での撮影と思われる。「ケロリン桶」は画面には登場しないが、この頃の銭湯には「ケロリン桶」は浸透しつつあったので、撮影現場にもあったかもしれない。

そのクレージー映画で「ケロリン」の広告看板が登場する。『日本一の色男』から4年後、1967年10月公開の『クレージーの怪盗ジバコ』(東宝・坪島孝)である。北杜夫の同名小説を、クレイジーキャッツの面々で映画化した犯罪コメディ。稀代の怪盗ジバコ(植木等)が、東京タワーに現れ、ヒロイン・姫野ナナ(浜美枝)とランデブーを洒落込む。東京タワーの展望台の窓の脇に、自動車のナンバープレートよりも少し大きめな「突き出し看板」が並んでいる。黒地に黄色の文字で「ケロリン」と書かれている。

カメラが、浜美枝と植木等を追って展望台の窓へパン移動するショットに「ケロリン看板」が一瞬映る。タイアップではなく、当時の東京タワーに設置されている看板が画面に映り込んでしまったものだろう。しかし半世紀以上の時を経て、この看板は別な意味を持つ。「あ! ケロリンだ」と。時空を超えたタイアップ効果は満点である。

個人的な話になるが、1963年生まれのぼくは、時代の象徴でもあった公団住宅(現在のUR)に父母と兄の4人で住んでいた。いわゆる核家族である。団地にはコンパクトだが、風呂場があったが、週末や、夏休みには近所の友達と一緒に銭湯に行った。

銭湯と映画の緊密な関係

もちろん「ケロリン桶」が常備されていて、幼心に「これ、家のお風呂に欲しい」と思った。その銭湯での楽しみは、湯上がりのコーヒー牛乳だったが、幼い頃から映画好きのぼくは、銭湯の番台近くに貼ってある映画ポスターを眺めるのが大好きだった。ポスターの下には割引券がぶら下がっていて、それを切り離して、近所の映画館に持って行くと割り引いてくれた。

さて娯楽映画の銭湯の場面で、この映画ポスターがしばしば登場する。１９６６年４月公開、森繁久彌、伴淳三郎、フランキー堺の「駅前シリーズ」第15作『喜劇 駅前漫画』（東京映画・佐伯幸三）は、当時、大人気の赤塚不二夫「おそ松くん」、藤子不二雄「オバケのＱ太郎」をフィーチャー。売れない童画家・森田徳之助（森繁）とその弟子で売れっ子漫画家・坂井次郎（フランキー）、オバＱグッズでひと山当てようとする街の玩具工場主・伴野孫作（伴淳三郎）が織りなす大騒動。

　井矢見（山茶花究）が経営する井矢見湯の脱衣所には、この年の東宝の海外ロケ作品を紹介するラインナップのタイアップ・ポスターが掲示されている。イランロケの『奇巌城の冒険』（4月28日）、ヨーロッパロケの『アルプスの若大将』（5月28日）、南米ロケの『アンデスの花嫁』（9月23日）の紹介をしている。洗い場のショットはなく「ケロリン桶」が登場しないが、当時の銭湯と映画の関係を体感できる。

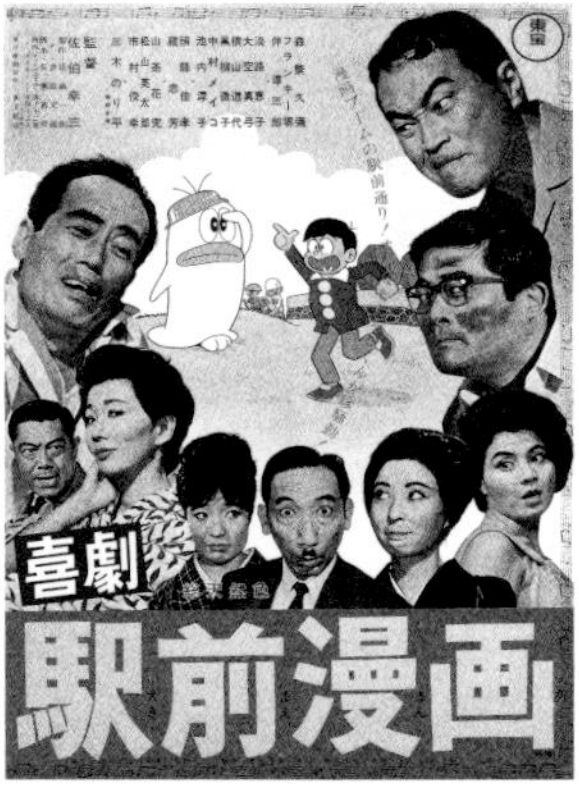

「喜劇駅前漫画」©TOHO CO., LTD.

　１９７０年になるとＴＢＳ系列で、久世光彦プロデュース、演出による「水曜劇場 時間ですよ」がスタート。東京の下町にある銭湯「松の湯」を舞台にした人情ドラマは、高視聴率となり、この頃の娯楽映画には銭湯が頻繁に登場する。

　加山雄三の人気シリーズ第16作『俺の空だぜ！ 若大将』（１９７０年８月14日・東宝・小谷承靖）で、建設会社勤務の若大将が、マンション建設のため、実家のすき焼き屋「田能久」近くの銭湯「梅の湯」に立退交渉に行く。主人・常吉（伴淳三郎）は立ち退きに応じず、若大将は足繁く「梅の湯」に通って、常吉に背中を流してもらう。洗い場に湯桶が並んでいるが、すべて木桶。残念ながら「ケロリン桶」ではない。

　「昭和ノスタルジー」の源泉でもある「ケロリ

ン桶」は、昭和30年代から40年代にかけての娯楽映画には、意外なことになかなか登場しない。「銭湯＝昭和ノスタルジー」となった平成から令和にかけて、銭湯が舞台になった娯楽映画には「ケロリン桶」は重要なアイテムとして幾つも登場する。ヤマザキマリの同名コミックを映画化した『テルマエ・ロマエ』（２０１２年4月28日・東宝・武内英樹）では、現代にタイムスリップした古代ローマ帝国の浴場設計師・ルシウス（阿部寛）が銭湯で「ケロリン桶」を手にする。

小山薫堂が脚本を手がけた『湯道』（２０２３年2月23日・シネバザール）の舞台となる、とある地方の「まるきん温泉」には「ケロリン桶」がズラリと並んでいる。

パリを拠点とする富山県出身の映画監督・平井敦士の短編映画『ゆ』は、２０２３年のカンヌ国際映画祭「監督週間」に出品され、高い評価を受けた作品。大晦日の夜の魚津市の銭湯「川城鉱泉」を舞台にした物語で、さりげなく「ケロリン桶」も登場している。

その富山県で誕生した薬「ケロリン」といえば、国民的映画シリーズ、渥美清主演、山田洋次原作・監督「男はつらいよ」シリーズに登場している。車寅次郎（渥美清）は、トランク一つ下げて、風の吹くまま、気のむくままの旅暮らし。その寅さんのトランクの中に、ケロリンが常備されている。第41作『男はつらいよ 寅次郎心の旅路』（１９８９年・松竹）の冒頭、旅先の木賃宿で風邪を引いて弱気になっているところに、さくらから兄を気遣う手紙が届く。そのシーンで女中（谷よしの）が、とんぷく薬とお湯を持ってくるが、もしかしたら「ケロリン」だったのかも知れない。

さて、「葛飾柴又寅さん記念館」には、シリーズの美術を手掛けた出川三男と、装飾の露木幸次が、撮影用アイテムを再現した「寅の全財産」コーナーで、寅さんのトランクが展示されている。その常備薬として「ケロリン」がトランクの中に入っている。

寅さんも旅先の銭湯の「ケロリン桶」を使っていたのかも知れない。そんなことを思わせてくれる。

富山と映画と銭湯と

平井敦士

「ゆ」を思い始めたのは2021年の夏でした。制作拠点としているフランス・パリで、次回作のアイディアを探して数ヶ月苦しんだ後、地元である富山県に帰ってきました。自分の原点に戻ったとき、そこに〝銭湯〟がありました。子供の頃から何度も通った銭湯は私の心の中にずっと残っており、映画にしたいという思いが自然と湧いてきました。そして、その瞬間からかけがえのない体験の記憶が次々と蘇ってきました。

私が育った富山市水橋地区には、他の地域よりも銭湯が多く、実家の近くにあった久乃家という銭湯によく通っていました。友達と海で遊んだあと、大人の真似をするような感覚で銭湯に行っていたのを覚えています。銭湯は単にお風呂に入る場所ではなく、いろんな体験が待っています。「ゆ」と書かれた暖簾をくぐり、「小人」と書かれた小さなプラスチックの入浴券を買って、番台さんに渡す。おじさんたちがタバコを吸いながら相撲か高校野球を見ている休憩室を通って、風呂場に行く。椅子とケロリンを取って、自分の席を選ぶ。

白湯、薬湯、電気風呂、サウナ、水風呂、全部入らないと損した気分になる。友達とふざけて大人に怒られる。「あんた聞いたけ?」「何ね?!」女湯から刺激的なゴシップか恋愛話が聞こえてくる。風呂上がりにリアルゴールドを飲みながら、雑誌のエッチなページをこっそり読む。外に出ると、夕日が海を光らせている。「じゃあな!」マウンテンバイクに乗って友達が帰っていく。いろ

ひらいあつし／映画監督。1989年富山市生まれ。フランスのダミアン・マニヴェル監督に映画製作を学ぶ。『ゆ』は2作目だが、デビュー作『フレネルの光』は2020年にロカルノ国際映画祭短編部門にノミネートされている。

んな夕飯の匂いを嗅ぎながら家に帰る。「ただいま。」「おかえり。」

湯に浸かりながら聞き耳を立てる

大人になった今も銭湯が好きで、下手すると週に8回行ってしまいます。血行が良くなりすぎて汗疹《あせも》が治らないので、少し銭湯を控えなさいと医者に言われています。この〝好き〟が映画を作る〝道〟になりました。富山県は全国的に見ても銭湯の数が多く、東京の銭湯経営者の多くは富山や北陸の出身者です。まず、たくさんある銭湯を巡り、湯に浸かりながら聞き耳を立てました。相変わらず女湯からは刺激的な話が聞こえてきました。よく聞くと彼女たちの人生の話もありました。夫を亡くした女性、息子と離れて暮らす女性。見えない隣の空間にいろんな人生がある。ケロリンを床に置く音が寂しくこちらに跳ね返ってくる。ほとんど会話をしない男たちにもそれぞれに人生があり、喜びや悲しみを抱えて同じ湯に浸かっている。映画監督になる夢を握りしめてこの町を飛び出し、10年経って戻ってきた私の人生をここにいる誰が想像しているだろうか？ こうしたそれぞれの人生を集めて「ゆ」の脚本が出来ました。

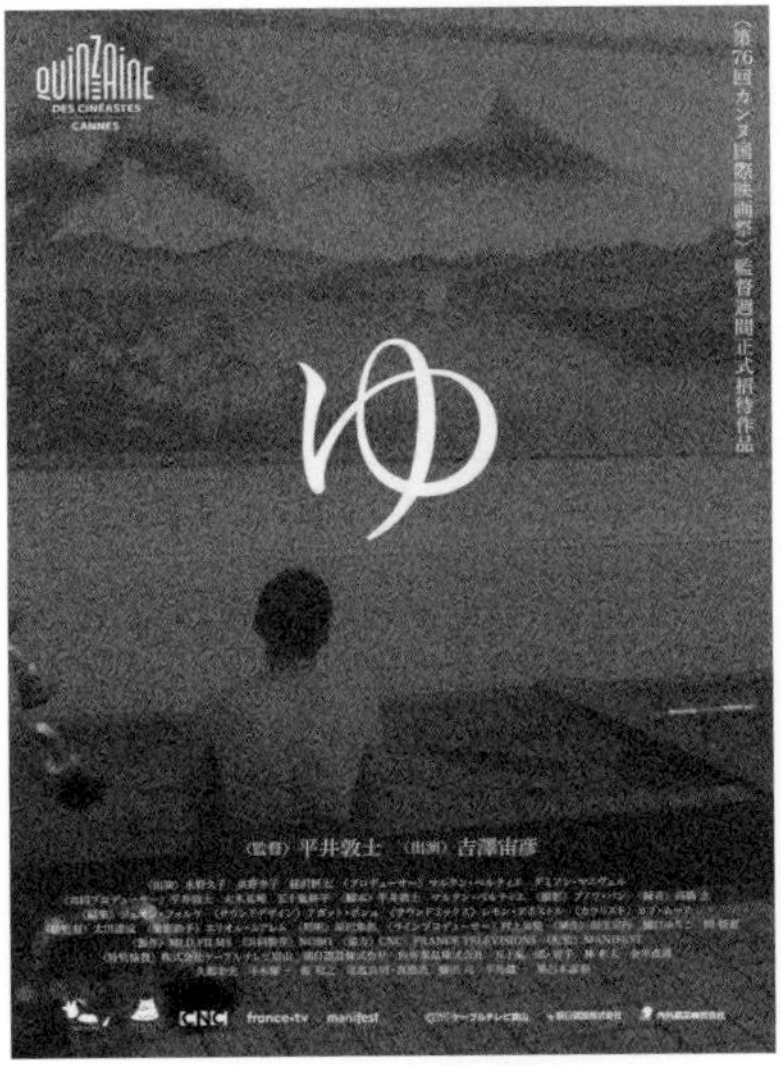

映画「ゆ」（監督：平井敦士）© MLD Films

フランス語で映画監督のことをRéalisateur〝実現者〟と言います。頭の中で想像した物語を、実現する時が来ました。銭湯の仕事を手伝わせてもらい、ボイラーの使い方を覚え、銭湯の仕組みを知りました。出演者は主人公以外、全て地元の方に協力していただき、実際に番台に立っていた女将さん、常連客、父の幼馴染や私の祖母などが出演し、銭湯で体験したそのままを映画にするため、本物の銭湯で撮影を行いました。フランスや東京からスタッフが集まり、ケロリンの内外薬品さんを始め、地元企業や多くの方にご支援していただき、そして映画は完成しました。

世界を回った映画が富山で凱旋上映

「ゆ」は2023年に開催された第76回カンヌ国際映画祭の監督週間部門に選ばれ、その後、世界30カ国以上の映画祭にノミネートされ、各地で上映されました。海外の方からすれば異文化であるはずの銭湯ですが、意外とすんなり受け入れられ、国も文化も言語も違う方達が、カフェやボーリング場、教会など、それぞれの好きな場所や大切な場所を重ねてくれたようでした。全く違うようでも、映画という共通言語で通じ合えたと感じた時でした。

世界の映画祭を巡った後、地元富山で「ゆ」が上映されました。銭湯を経営されていた方、銭湯が好きな方、主人公の気持ちに想いを重ねてくれた方、協力してくれた地元の方や出演者の家族など、多くの方に感謝されました。また、銭湯に行ったことのない方や映画館に初めて来た方など、この映画を通して新しい繋がりが生まれました。この映画を作ってよかったと思った瞬間でした。そして、銭湯がもっと好きになりました。

ケロリンも銭湯も映画も、本来の目的を超えて、いろんな人と繋がり、記憶に残り、そして続いていく。次の100年も私の好きなものがそこにあることを信じています。

おすすめ
銭湯映画

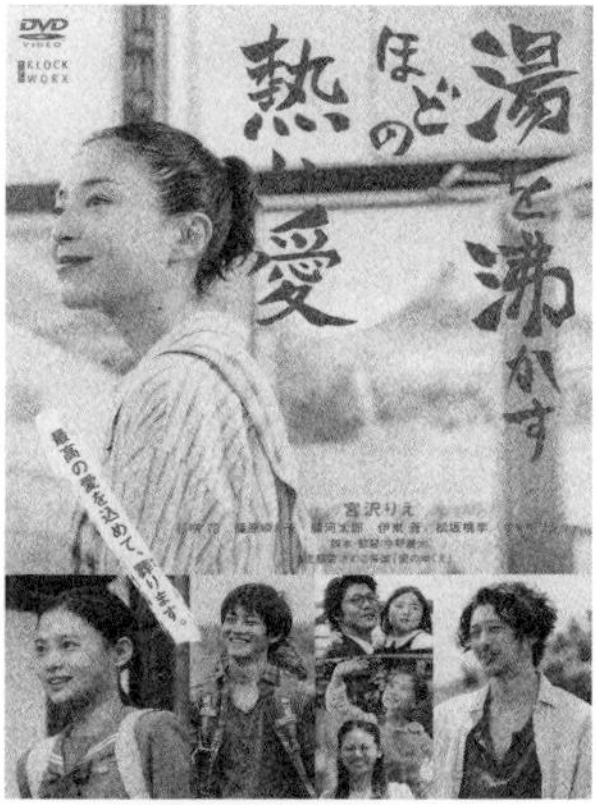

『湯を沸かすほどの熱い愛』
（監督:中野量太／2016年）

Blu-ray & DVD発売中　発売元:クロックワークス　販売元:TCエンタテインメント　©2016「湯を沸かすほどの熱い愛」製作委員会

「熱湯のような究極の愛」を描く

休業中の銭湯・幸の湯を舞台に、余命2か月を宣告された母親が、残された時間の中で家族の再生を目指す。悲しさの上に強さをまとった母親役の宮沢りえの演技が圧倒的。家出をしただらしない父親役のオダギリジョー、いじめを克服してしっかりと育ってゆく娘役の杉咲花など、芸達者がしっかりと脇を固める。悲しい話なのに、パワフルな展開で話がぐんぐんと進んでいく。

連れ子とともに帰ってきた父親とともに幸の湯は見事に復活。新しい家族4人でしっかりと銭湯を切り盛りしながら絆を深め合うが、ついに病魔が母を襲う。やがて、残された家族は「ある決断」をする——。第40回日本アカデミー賞、最優秀主演女優賞（宮沢りえ）と最優秀助演女優賞（杉咲花）をダブル受賞。

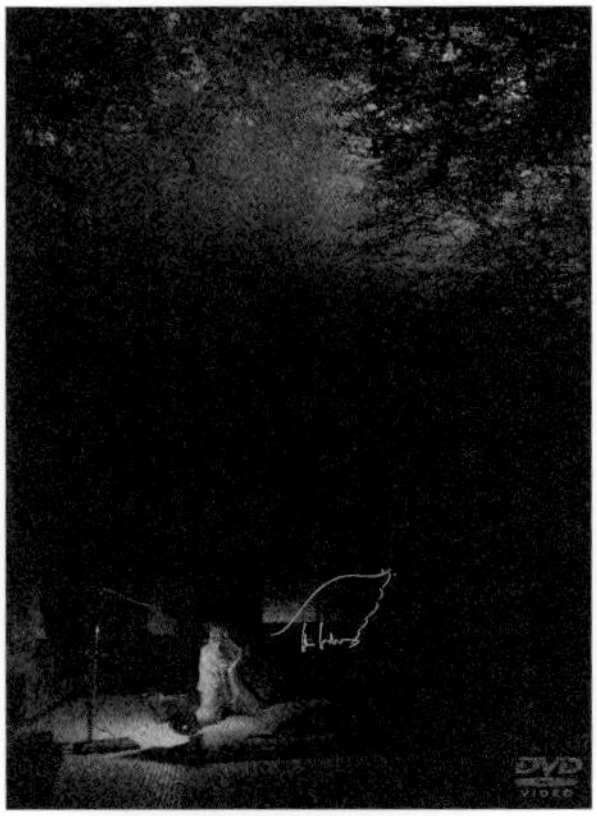

『PERFECT DAYS』
（監督:ヴィム・ヴェンダース／2023年）

UHD & Blu-ray & DVD発売中　発売元:ビターズ・エンド　販売元・豪華版BOX発売協力:TCエンタテインメント　発売協力:スカーレット　© 2023 MASTER MIND Ltd.

「働いた後のひと風呂」の尊さ

都内でトイレの清掃員として働く初老の男性、平山の「普通なのに豊かな生活」を鮮やかに描き出す。昔の音楽を愛する平山が聞くのはカセットテープ。街中の美しい樹木に目が行って写真を撮るときもフィルムのカメラを使い、紙焼きを現像してもらうという丁寧な生活を送っている。

そんな平山が仕事が終わった後に汗を流しに通っているのが銭湯だ。早い時間から働いていたため、ほとんどお客さんのいない一番風呂に浸かることができる。湯船で笑顔を浮かべる平山。無口でどこかミステリアスな主人公を演じるのは役所広司。本作で第76回カンヌ国際映画祭最優秀男優賞に輝いている。

銭湯の後、スタンド居酒屋でいっぱい呷る平山。湯上りのいっぱいは「自由」だ。

おすすめ銭湯映画

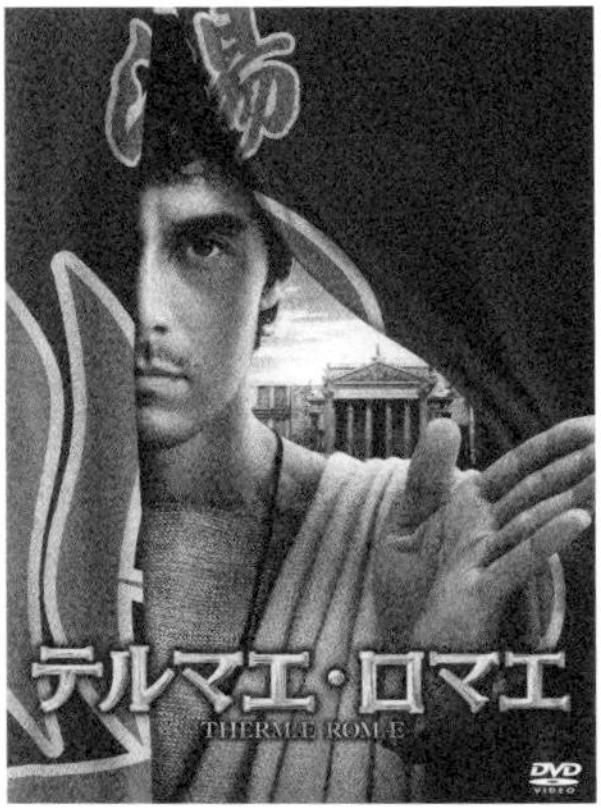

『テルマエ・ロマエ』
（監督:武内英樹／2012年）

Blu-ray & DVD発売中　発売元:フジテレビジョン　販売元:東宝　©2012「テルマエ・ロマエ」製作委員会

ケロリン桶も登場する傑作コメディ

「テルマエ・ロマエ」とはラテン語で「ローマの温泉」の意味。ヤマザキマリのベストセラー漫画を原作に、時空を超えた銭湯ロマンが繰り広げられる傑作コメディ作品。

　古代ローマ帝国の浴場設計技師ルシウスは、なぜか現代の日本の銭湯にタイムスリップしてしまう。そこで見た風呂桶やフルーツ牛乳に驚く。古代ローマに戻ったルシウスは日本の風呂文化を採り入れた浴場を作り評判となる。ルシウスを演じる阿部寛のまさにローマ時代から抜け出たような肉体と、豊かな表情の演技が魅力的だ。日本の銭湯文化の象徴のひとつとしてケロリン桶が出てくることにもニヤリとする。阿部寛は第36回日本アカデミー賞最優秀主演男優賞を受賞。２０１４年には続編が作られた。

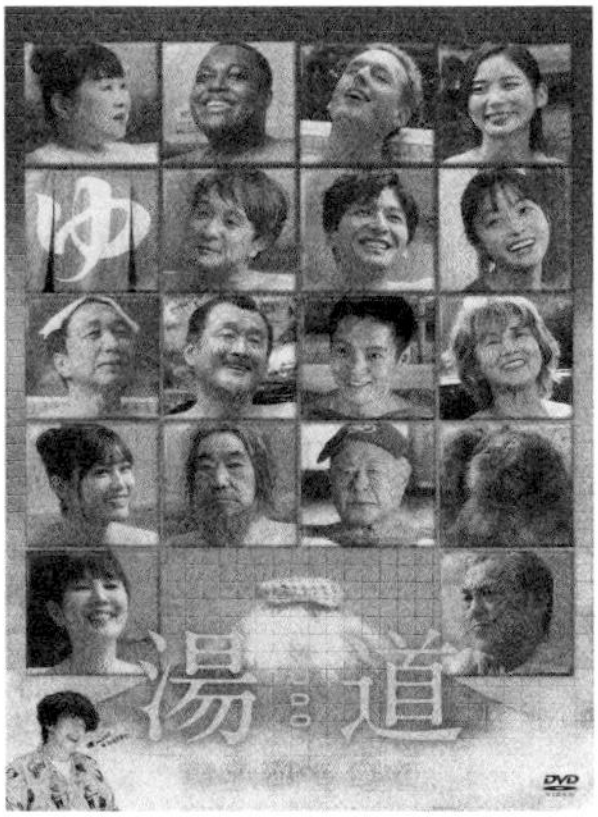

『湯道』
（監督:鈴木雅之／2023年）

Blu-ray & DVD 発売中　発売元: フジテレビジョン　販売元: NBCユニバーサル・エンターテイメントジャパン　©2023映画「湯道」製作委員会

「湯道のこころ」でつながる絆

茶道や華道のように、入浴の作法を「湯道」として提唱した小山薫堂氏が企画と脚本を担当。銭湯の細部にわたる描写にこだわっている。ストーリーは、父が遺した故郷の銭湯「まるきん温泉」に戻ってきた建築家の兄は、店主を継ぐ弟が入院したため代わりに店主をすることに。銭湯を愛する個性あふれるお客との交流を深めていく。さらに兄弟は最高の入浴体験をすることに。

　生田斗真と濱田岳が対照的な兄弟を演じ、謎の過去を持つ銭湯の看板娘に橋本環奈。豪華な出演者の中において、クリス・ハート、天童よしみが湯船で歌い上げるシーンは特に胸が熱くなる。見終わったあと、心の中に「湯道」がほんのりと浮かび上がってくる作品だ。

ケロリン百年物語⑤

令和篇

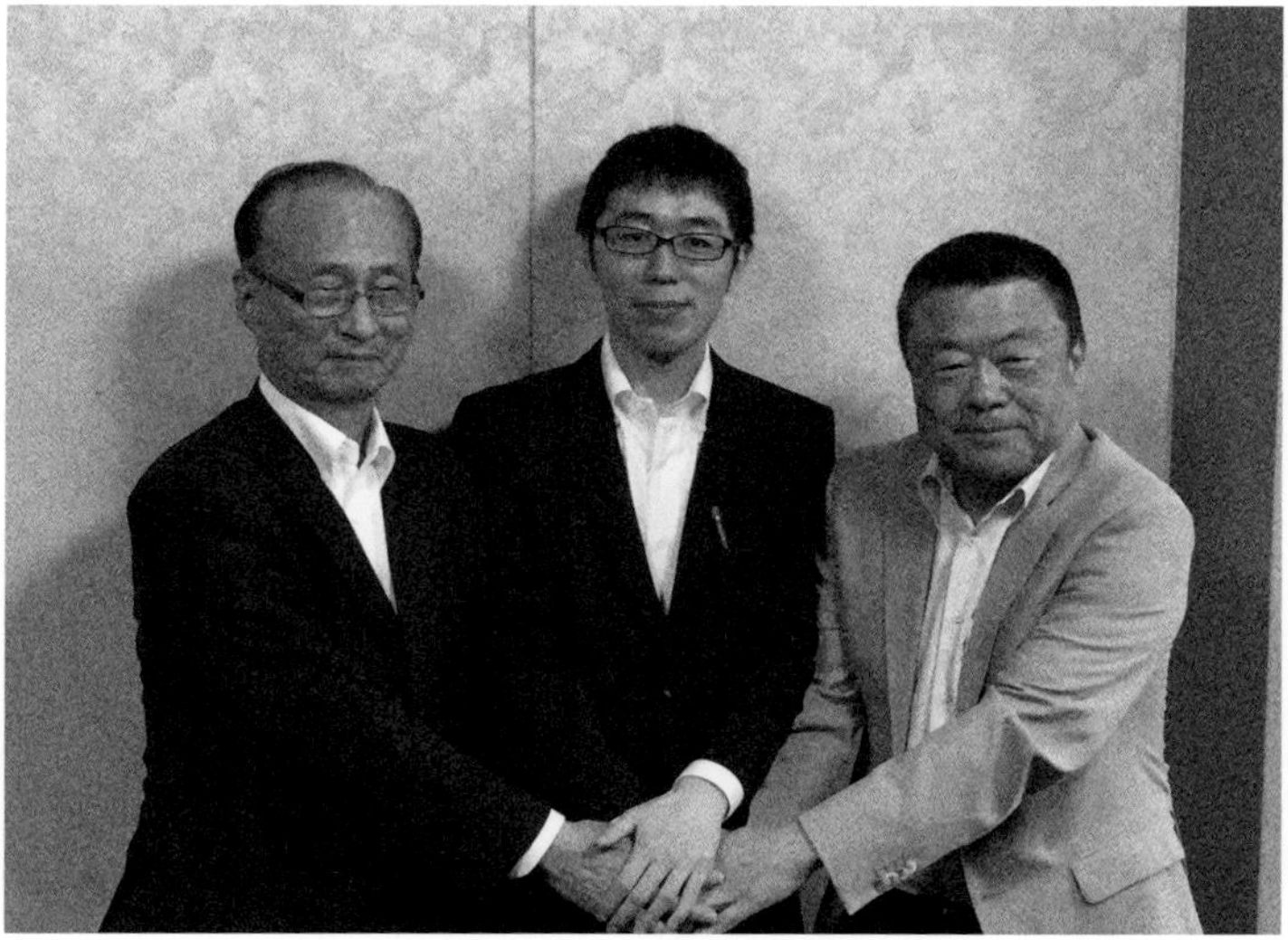

平成29年、富山めぐみ製薬設立の記者会見
（左から石黒淳一大協薬品工業社長、笹山敬輔、塩井保彦廣貫堂社長）

三社の協業化により平成30年に誕生した
富山めぐみ製薬は令和7年に8年目を迎える。
ケロリンの「次の百年」がもう始まっている。

平成二十四（二〇一二）年秋、東京支社長だった笹山敬輔は、山浦から「会社を廃業したい」と相談を受け、江戸川区にある睦和商事の事務所をはじめて訪れました。睦和商事は山浦がケロリン桶を発案後に立ち上げ、社長兼営業マンとして桶を販売していた会社です。一階はケロリン桶が山のように積まれ、中二階の事務室の壁には、訪問した温泉が塗りつぶされた日本地図と、忠松との思い出の写真が飾ってありました。

全国の銭湯は年々減少していますが、旅館やゴルフ場にも納入し、さらには一般向けの小売りを含めて累計二百五十万個のケロリン桶を販売してきました。山浦はすでに七十歳を過ぎ、後継者もいません。五十七歳のときに心筋梗塞を患ってからも車に桶を積み、一人で日本全国を走り続けました。

敬輔が子どものころ、家族旅行にはいつも山浦が一緒でした。足が悪い祖母の慶子のために、運転手を買って出たのです。山浦はケロリン桶を採用してくれた忠松への恩義を生涯忘れませんでした。山浦は手塩にかけて育てたケロリン桶の存続を願い、その思いを忠松の孫の敬輔に託そうとしたのです。

進化するケロリン桶

平成二十五年、内外薬品は睦和商事の業務を引き継ぎ、それ以降は桶のスポンサーではなく、販売元になりました。ちょうどケロリン桶誕生から五十周年の節目にあたります。

すでにケロリン桶は全国の銭湯に行き渡り、別名「永久桶」と呼ばれるほど頑丈で買い替え需要も少ないことから、その時点で業務向けへの販売を終了する選択肢もありました。しかし、ケロリン桶はこれまで銭湯に育ててもらい、「銭湯といえばケロリン桶」になっています。銭湯文化のなかで現役だから多くのメディアに取り上げてもらえるのであり、そこにこそケロリン桶のブランド価値があるでしょう。そのため、内外薬品は銭湯に対して引き続き広告費分を値引きして納入することにしました。

コマーシャル桶から人気商品になったケロリン桶は、さらなる進化を遂げます。業務を引き継いでまもなく、はじめてのコラボ桶が誕生しました。

きっかけは、当時内外薬品で運用していた公式ツイッターアカウントと『ケロロ軍曹』のツイッターアカウントが似ていると話題になったことでした。『ケロロ軍曹』は吉崎観音が『月刊少年エース』（KADOKAWA）に連載中のコメディマンガで、平成十六年からテレビアニメ化もされ、老若男女に人気を博しています。両者の熱心なファンの後押しを受け、内外薬品とKADOKAWAの担当者が集まり、五十周年のケロリン桶と十五周年のケロロ軍曹の周年コラボの実現が決まりました。

コラボ桶の製作は「侵略!!　オケロロリンプロジェクト」と命名し、ツイッター上で桶のデザイン投票をしたり、製作過程を公開したりしながら盛り上げていきました。いよいよ

富山めぐみ製薬

平成30年4月、
「富山めぐみ製薬」設立
（写真はロゴマーク）

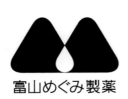

「ケロロ軍曹×ケロリン桶」が完成し、事前予約を開始するとわずか四十分で予定数を完売、すぐに追加生産が決まります。ケロリン桶は特殊印刷のため週に千個しか生産できないため、通常の桶の製造を休止して増産体勢をとりました。およそ半年で一万八千個を販売し、現在も定番品として店頭に並んでいます。

コラボ桶をきっかけにケロリン桶の販路も拡大していきました。全国での販売は東急ハンズとロフトにくわえ、ヴィレッジヴァンガードでの取り扱いがはじまりました。意外なことにケロリン桶はサブカルチャーとの親和性が高く、その後も人気アニメやゲームとのコラボ桶が実現しました。およそ十年間にわたり年数回ペースで、現在まで三十種類のコラボ桶があり、その一部は「コラボ桶の歴史」のページをご覧ください。

山浦はケロリン桶の進化をどう見ていたのでしょうか。敬輔がケロロ軍曹とのコラボ桶を送ると、すぐに電話があり、驚きながらも少しうれしそうでした。

令和三（二〇二一）年一月、山浦は八十歳の生涯を閉じます。生前の山浦は「自分は昭和の行商人だと思う。風呂敷を担いでナンボ」と語っていました。

富山めぐみ製薬誕生

現在、ケロリンは内外薬品ではなく、富山めぐみ製薬が製造販売しています。富山めぐみ製薬誕生のいきさつには、「富山のくすり」への強い思いがありました。

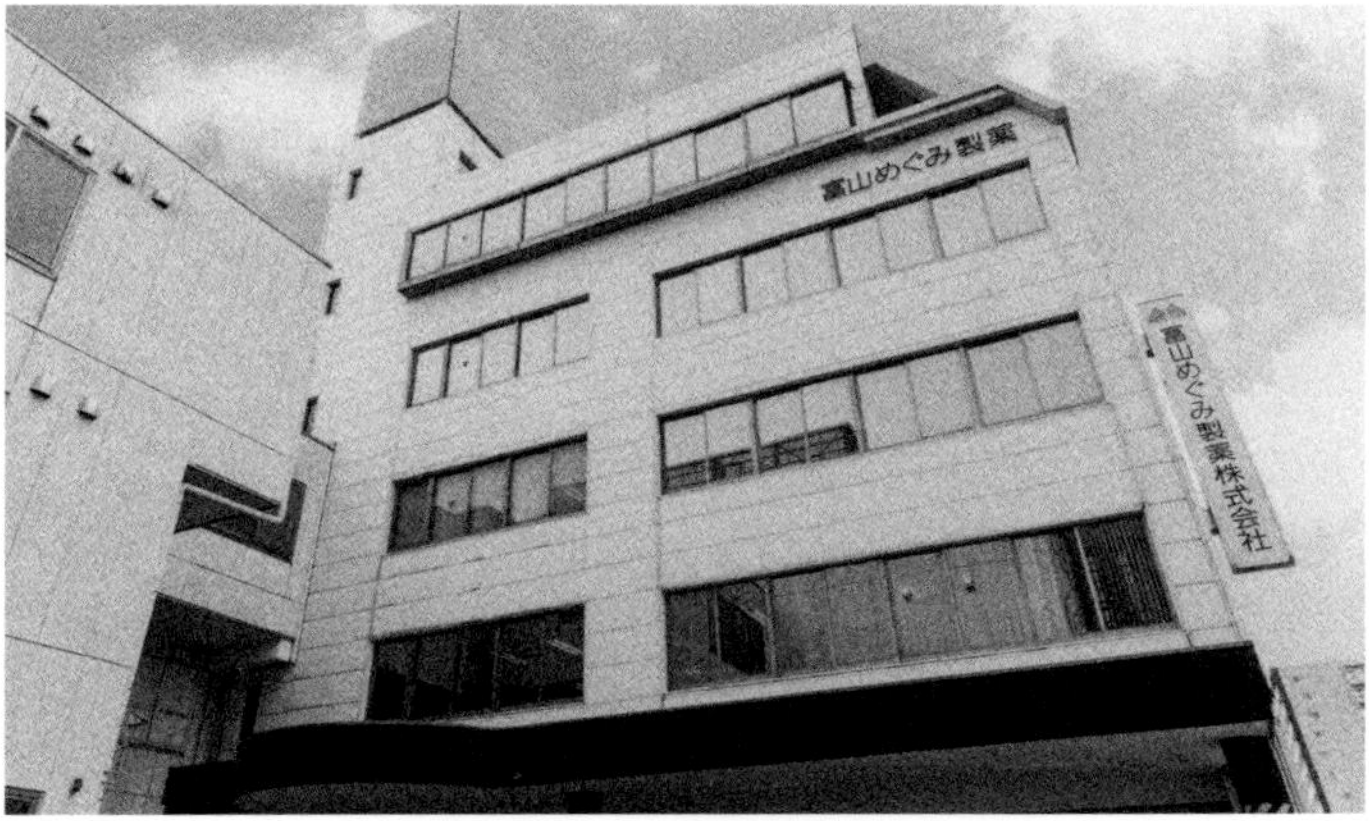

富山県富山市にある富山めぐみ製薬の本社屋

江戸時代からはじまった富山の置き薬は、三百年を超える歴史があり、今も全国で利用されています。富山の製薬会社の多くは配置薬にルーツをもち、ずっと配置薬の製造を続けてきました。富山県は配置薬を「富山のくすり」ブランドの根幹として大切にしてきたのです。

しかし、日本人のライフスタイルが大きく変わるなかで、配置薬市場は縮小を続けてきました。配置薬の生産高は平成九年の六百八十五億円をピークに減り続け、全国の配置従事者数も平成十五年の三万人をピークとして右肩下がりになっています。そのため、富山の製薬会社はＯＥＭや受託製造に経営のかじをきる一方で、配置薬事業部門を整理縮小してきました。いずれ配置薬事業から次々に撤退していくことは十分に予想され、伝統的な「富山のくすり」が消えてしまうという危機感がありました。

この危機感をきっかけにして、平成二十六

年、富山の製薬企業と関連企業が所属する富山県薬業連合会のなかに「配置薬振興委員会」が設置されました。笹山和紀が委員長を務め、「富山のくすり」存続のための業界再編に動き出します。しかし、伝統ある業界ではよくあることですが、各社が総論賛成各論反対でなかなか前に進みません。最終的には委員会をはなれ、危機感を共有する三社が協業化の議論をはじめました。その会社が、明治九（一八七六）年創業の株式会社廣貫堂、昭和二十四（一九四九）年創業の大協薬品工業株式会社、そして内外薬品でした。

薬のケロリンは薬局・薬店向けを中心としていますが、内外薬品全体の売上は配置薬向けが六割を占め、配置薬部門は減少傾向にありました。共同会社設立にあたって、当初は配置薬の営業部門の統合を目指していましたが、製造部門の統合も必要でした。そこで、内外薬品は配置営業部だけではなく、全事業を新会社に移管することにしました。このとき、内外薬品は製薬企業としての看板をはずすことを決断したのです。

内外薬品には二つの道がありました。ひとつは、経費を節約しながら、会社を維持していく道です。内外薬品にはこれまでの蓄積があるので、それ自体は可能な道でした。しかし、会社が成長しなければ新しい投資もできず、社員の給料をあげて待遇を良くしていくこともできません。もうひとつは、業界再編に積極的に関わり、成長を模索していく道です。

平成二十八年に内外薬品の社長になった敬輔は、後者を選びました。会社を維持していくだけならば、できないことはありません。しかし、現状維持を求めるだけでは、百年続いたケロリンといえども、いずれ消えてしまうかもしれません。歴史を振り返れば、内外薬品の代々の社長はその時代ごとに大きな決断をしてきたのです。

プレス発表をしてから、敬輔は取材のときに必ず聞かれる質問がありました。それは「内外薬品の看板をはずすことについて、ためらいはありませんでしたか」という質問です。敬輔は「ありません」と答えてきました。歴史や伝統を守ることも大切ですが、社員が希望をもって働けるようにし、「富山のくすり」の未来のために積極的に投資をしていくことの方が、ずっと価値あることです。そのことは、製薬会社としての内外薬品というプライドを守ることよりも大切だと考えたのです。

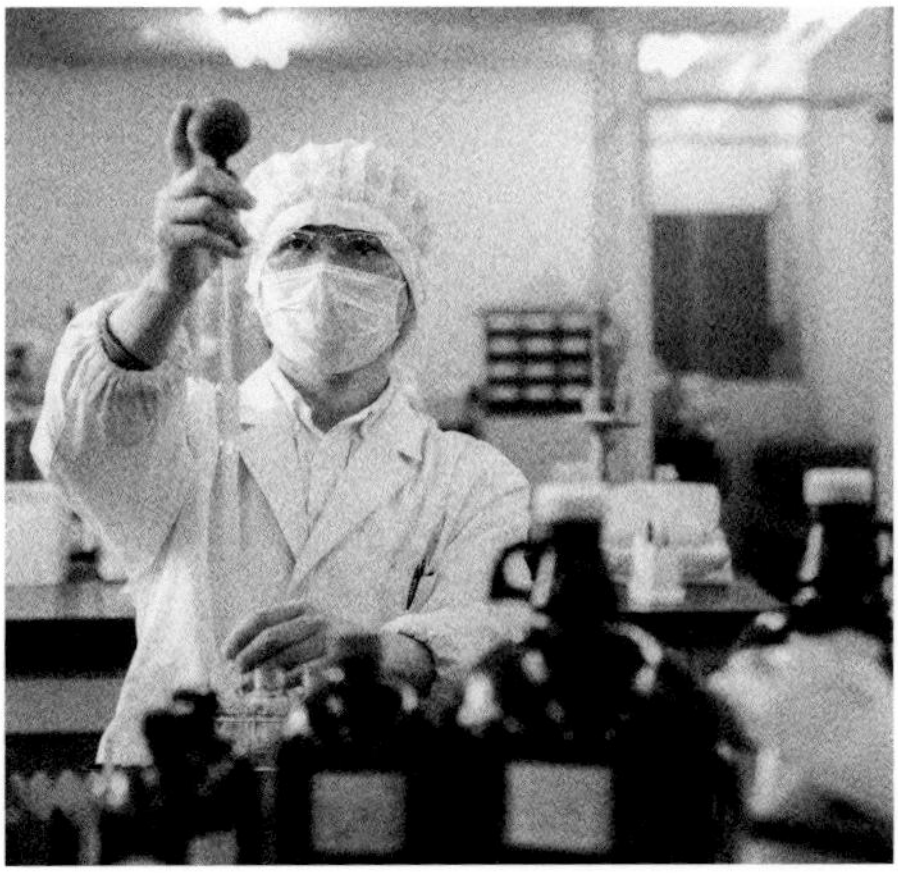
医薬品の研究開発から製造販売まで幅広く事業を展開

新会社は三社が共同出資して設立し、名前は富山めぐみ製薬に決定しました。この名前には、「自然のめぐみ」豊かな富山で生まれた「薬のめぐみ」を全国に届けたいという思いが込められています。現在、日本人が抱いている「富山のくすり」のイメージは、昔なつかしいもの、ちょっと古いものではないでしょうか。富山めぐみ製薬は、「富山のくすり」をもう一度、全国の人にとって身近なもの、なくてはならないものになるように挑戦しています。

次の百年に向かって

平成三十年四月、富山めぐみ製薬は廣貫堂と大協薬品工業の配置営業部門を引き継ぎ、内外薬品については製造を含めた全事業を継承して、事業を開始しました。それ以降は、薬のケロリンおよびケロリン桶は富山めぐみ製薬が販売し、内外薬品は親会社のひとつとして残り、商標や不動産の管理を行っています。このとき、ケロリン桶に描かれている「内外薬品」を変更することも考えましたが、ひとつの絵柄として残していくことにしました。

社長は初代を笹山敬輔が務め、令和四年から大協薬品工業の社長である石黒広一に交替しました。敬輔は引き続き経営戦略室長として、業務全般を見ています。

時代は平成から令和になり、富山めぐみ製薬は令和七年四月に八年目を迎えます。その間にコロナ禍もあり、紆余曲折がありましたが、ケロリンは無事に百周年を迎えることができました。

百年の歴史には、ケロリンを生み、育て、守り抜いてきた人々の努力と知恵の道がありました。情熱と勇気の物語がありました。

ケロリンは次の百年に向かって歩きはじめます。

カバー撮影・松本輝一

撮影協力・熱海湯（東京都新宿区）

装丁・関口聖司

企画協力・富山めぐみ製薬株式会社

笹山敬輔（ささやま　けいすけ）

1979年富山県生まれ。演劇研究者。内外薬品株式会社代表取締役社長および富山めぐみ製薬株式会社経営戦略室長。筑波大学大学院博士課程人文社会科学研究科文芸・言語専攻修了。主な著書に『昭和芸人　七人の最期』（文春文庫）、『興行師列伝　愛と裏切りの近代芸能史』（新潮新書）、『ドリフターズとその時代』（文春新書）、『笑いの正解　東京喜劇と伊東四朗』（文藝春秋）など。

ケロリン百年物語《ひゃくねんものがたり》

2025年3月30日　第1刷発行

監　修　笹山敬輔《ささやまけいすけ》

発行者　大松芳男

発行所　株式会社 文藝春秋

〒102-8008
東京都千代田区紀尾井町3-23
電話　03-3265-1211（代）

印刷所　精興社

製本所　加藤製本

DTP　エヴリ・シンク

 ISBN978-4-16-391962-1
Printed in Japan